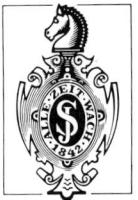

Christoph Lanzendörfer
Joachim Scholz

Psychopharmakologie für Krankenpflegeberufe

mit einem Kurzlehrbuch der Psychiatrie

Mit einem Geleitwort von Theo R. Payk
Mit 16 Abbildungen und 7 Tabellen

Springer-Verlag
Berlin Heidelberg New York
London Paris Tokyo
Hong Kong Barcelona
Budapest

Dr. med. Christoph Lanzendörfer
Hans-Susemihl-Krankenhaus
Medizinische Klinik II (Kardiologie)
26702 Emden

Dr. med. Joachim Scholz
Sozialpsychiatrischer Dienst
des Hochsauerlandkreises
Kreisgesundheitsamt
59821 Arnsberg

ISBN 3-540-56598-1 Springer-Verlag Berlin Heidelberg New York

Die Deutsche Bibliothek – CIP-Einheitsaufnahme
Lanzendörfer, Christoph:
Psychopharmakologie für Krankenpflegeberufe: mit einem Kurzlehrbuch der Psychiatrie /
C. Lanzendörfer; J. Scholz. – Berlin; Heidelberg; New York; London; Paris; Tokyo; Hong Kong;
Barcelona; Budapest: Springer, 1993
  ISBN 3-540-56598-1 (Berlin ...)
NE: Scholz, Joachim:

Umschlaggestaltung: Struve & Partner, Atelier für Gestaltung, Heidelberg
Satz: Elsner & Behrens GmbH, Oftersheim
23/3145-5 4 3 2 1 0 – Gedruckt auf säurefreiem Papier

Für

Julia, Sarah, Alexander,
Nikolas, David, Marco,
Resi und Gaby

Geleitwort

Herr Christoph Lanzendörfer, Internist, und Herr Joachim Scholz, Psychiater, hatten sich zum Ziel gesetzt, ein Kompendium zum Thema Psychopharmakologie für Krankenpflegeberufe zu verfassen. Meiner Ansicht nach ist ihnen dies hervorragend gelungen. Es gibt derzeit im deutschen Sprachraum keine vergleichbar flüssig geschriebene und verständlich zu lesende, durch und durch seriöse Lektüre zu diesem Thema.

Beide Autoren sind selbst gelernte Krankenpfleger und nach wie vor im Schwestern- und Pflegerunterricht tätig, was ihnen bei der Konzipierung und Abfassung des Textes sicherlich von großem Nutzen war.

Als früherer Doktorvater von Herrn Lanzendörfer und Herrn Scholz freue ich mich besonders über deren Engagement und wünsche der Startauflage allseits die verdiente Akzeptanz.

Bochum, im Sommer 1993   Professor
                                        Dr. med. Dr. phil. Theo R. Payk

Inhaltsverzeichnis

Einleitung

Zwei Beispiele:
Eine Schwester auf der Gynäkologie spritzt einer Patientin auf Anordnung eine Ampulle Psyquil i.m. Kurze Zeit danach verhält sich die Patientin äußerst auffällig, sie grimassiert, streckt die Zunge weit heraus und redet ziemlich unverständlich. Was ist passiert?
Eine andere Schwester spritzt zur Prämedikation einem 6jährigen Kind Thalamonal. Die Mandeloperation verläuft ohne Komplikationen. Nachmittags wird das Kind wach, sitzt im Bett, schaut zwanghaft zur Decke, immer wieder bewegt sich der Kopf von Geisterhand bewegt nach oben und hinten. Verhaltensstörung?

Unsere Schwierigkeiten mit uns

Jeder verliert ein wenig an Fassung, wenn er mit Menschen zu tun bekommt, die seelisch anders sind oder reagieren, als wir es von „normalen" Menschen erwarten: Jemand, der ein wahrer Virtuose auf dem Personalcomputer ist, hat sehr starke Schwierigkeiten im Umgang mit seiner depressiven Mutter; die begnadete Biologin verliert sichtbar ihre Fassung, wenn ihr jemand von Stimmen und Zeichen berichtet, die ihm jemand mitteilt. Aber beide blühen sichtbar auf, wenn sie einem Freund helfen können, der sich vermutlich ein Bein beim Sport gebrochen hat.

Gibt es für dieses Verhalten eine Erklärung?

Ja, nämlich unsere eigene Denkhaltung, das Denken und Erwarten in uns – also uns selbst!

Wir alle sind naturwissenschaftlich vorgebildet, entsprechend laufen unsere Erwartungen, unsere Ansichten und Haltungen parallel zu diesem Denken.

Wir wissen: Ab einer bestimmten Kraft wird ein Tritt vor das Schienbein jeden Knochen brechen, immer – ohne Ausnahme. Dafür gibt es sogar Formeln der Art: Übersteigt die auf den Knochen O wirkende Kraft P die Festigkeit und Verformbarkeit V dieses Knochens, so wird das Ergebnis die Fraktur F sein. Oder kürzer:

$$P_0 > V_0 = F.$$

Das wird immer so sein, ohne jede Ausnahme.

Dieses Wissen resultiert aus einer naturwissenschaftlichen Erziehung seit Jahrhunderten. Hierdurch erlangen wir die Gewißheit, alles durch gedankliche Rückschlüsse und exakte Berechnungen „beweisen" zu können.

Gerade im Bereich der Medizin ist dieses Denken zur unerschütterlichen Grundfeste der Arbeit geworden – ob für Ärzte oder Schwestern. Es teilt sich dem Außenstehenden ja regelrecht die Entspannung mit, die ein Kliniker mit vor Freude fast weihnachtlich glänzenden Augen verströmt, wenn er auf seinem Computerausdruck „pathologische" Laborwerte unterstreichen darf. Wie beruhigend ist es auch, wenn wir die Genugtuung eines anderen Klinikers verspüren, der eine zu seiner Verdachtsdiagnose „passende" Histologie erhält.

Der anthroposophische Arzt Volker **Fintelmann** nennt die Ärzte, die eben nur von Laborzettel zu Histologie und zurück schauen, deshalb „MTA" = medizinisch-therapeutische Assistenten! Und der Psychosomatiker Thure **von Uexküll** kritisiert, daß aus dem philosophischen „Leib-Seele-Problem", also der Frage nach den Zusammenhängen und Vernetzungen zwischen Seele und Körper, inzwischen ein „Leiche-Seele-Problem" geworden ist, nämlich die Sitte, die am Seziertisch oder im Reagenzgläschen gewonnenen Erkenntnisse direkt auf den lebenden Menschen zu übertragen – ein zumeist gedankenloses Übertragen, wie von Uexküll fast resignierend feststellt.

Wenn wir uns heute die „Säftelehre" der Griechen anschauen, aus der wir höchstens noch die Begriffe für ein paar Temperamente übernommen haben (Choleriker, Melancholiker), so werden wir wahrscheinlich übererheblich die Nase rümpfen: Wer wohl konnte bei solchen Gedanken denn überhaupt gesund werden? Wenn wir aber in die Labors schauen und die alles Denken bestimmenden Laborwerte dazu sehen, dann müssen wir feststellen, daß die eigentlichen Anhänger der Säftelehre inzwischen doch nur *wir* allein geworden sind.

Wir haben diese Art zu denken seit Jahrhunderten eingeprägt bekommen; wir halten jede andere Art von Gedankenarbeit für schlichtweg nicht haltbar – so verinnerlicht haben wir dies alles.

Der griechische Philosoph **Aristoteles** behauptete zuerst, daß, wenn A gleich A ist, es dann nicht gleichzeitig Nicht-A sein kann (ein Apfel ist ein Apfel und keine Birne). So denken und handeln wir seitdem. Geht es eigentlich anders? Unvorstellbar, nicht? Ein anderer griechischer Philosoph, **Heraklit**, hat aber doch gezeigt, daß es so etwas geben kann: A kann gleichzeitig A und Nicht-A sein. Beim Baden z. B. springe ich in denselben Fluß und gleichzeitig doch in einen anderen. Wie das gehen soll? Heraklit änderte nur die Überlegungen, die Voraussetzungen: Ich springe in denselben Bach vom selben Ufer und derselben Böschung wie noch beim letzten Mal. Doch gleichzeitig gibt es keinen Tropfen des Wassers mehr, das mich noch letztes Mal so erfrischt hat. Es ist also gleichzeitig noch derselbe Fluß und ein anderer Fluß. Demnach tue ich beides gleichzeitig: in denselben Fluß springen und es doch nicht tun.

Diese Art zu denken nennt man „paradoxe Logik" („para" = neben, daneben wie bei „paravenös"). Es geht nicht darum, alles und jedes mit diesem Denken überziehen zu wollen; wir sollten nur wissen, daß es so etwas geben kann. Denn auf unser Erleben, insbesondere auf unser Gefühlsleben, übertragen hieße das, daß wir uns bewußt sein müssen, zwiespältige Gefühle sog. „Ambivalenzgefühle" erleben zu können. Eine sehr menschliche Erfahrung zeigt uns, daß wir solche Gefühle wie die wohl jedem bekannte „Haßliebe" kennen. Oder wir fühlen uns geschmeichelt, wenn ein Patient unsere Hilfe dringend braucht, gleichzeitig finden wir ihn aber höchst unsympathisch. Doch diese Erkenntnis allgemein anzuerkennen, fällt uns Menschen, jahrhundertelang in aristotelischer Logik erzogen, schwer, sehr schwer.

Wir sind selbst vielfach Opfer dieser Erziehung, ohne uns dessen bewußt zu sein – zumindest solange wir „normal" sind.

Fragen wir uns selbst, welches die vordringlichen Ziele einer menschlichen Gesellschaft sind, so kommen unweigerlich Stichworte wie Humanität, Nächstenliebe, Rücksicht, Dienst am Nächsten, Gerechtigkeit usw. Dabei weiß wirklich jeder von uns, daß wir nur mit Ellenbogen, Tricks, Rücksichtslosigkeit und dergleichen die Stufen der Karriere hochklettern können.

Der Psychoanalytiker Erich **Fromm** (gest. 1980, Autor von „Die Kunst des Liebens") fragt deshalb kritisch an:

> Ist es sinnvoll, unsere Kinder die christlichen Tugenden der Demut und Selbstlosigkeit zu lehren und sie gleichzeitig auf ein Leben vorzubereiten, das genau die entgegengesetzten Eigenschaften erfordert, wenn man es zu etwas bringen will?

Unbestritten hat das nur hart an ausgewählten und beweisbaren Fakten orientierte Denken eine Unmenge Gutes für die Menschheit bewirkt; es gäbe sonst keine Motoren, die Infektionskrankheiten wären weiterhin unausrottbare Geißeln der Menschen geblieben, wir säßen im Winter wahrscheinlich noch in zugigen Hütten, möglicherweise ja schon inzwischen mit Fenstern. Es wäre also töricht und unüberlegt, sich nach Zeiten zurückzusehen, die wir nie wieder erreichen können, was wir ganz sicher auch nie wollen.

Aber: Wir hätten allerdings auch noch keine Atomkraftwerke oder -bomben, keine geklonten Menschen und keine barbarische Tierquälerei zu Versuchszwecken.

Dieses Denken aber hat seelisch Kranken gegenüber einen sehr großen und schwerwiegenden Nachteil: Wie beim gebrochenen Bein, erwarten wir auch bei seelischen Konflikten feste Regeln und Abläufe; wir müssen uns eine Krankheit schon vorstellen können, ansonsten wird sie uns fremd und unheimlich. Dann gehen wir lieber auf Distanz – sowohl zur Krankheit als auch damit zum Kranken.

Gefühle zu zeigen und zu erleben, haben wir nicht gelernt; es paßt nicht in das logische Denken, eben weil Gefühle regelmäßig keiner Regel unterliegen.

Das *Leiden*, das der Patient selbst empfindet, wird in kaum einem Lehrbuch der Medizin seit dem „Sieg der Naturwissenschaften" angesprochen. Man muß fast annehmen, dieses Leiden gibt es ganz offenbar in unserem Denksystem nicht oder eben nur dann, wenn wir gleichzeitig „pathologische" Laborwerte dazu finden.

Wir wissen, daß eine Herzmuskelschwäche mit unserer „Pumpe" zu tun hat, daß bei der Zuckerkrankheit die „Katalysatoren" nicht mehr stimmen; unser Denken läuft also in den festen Bahnen von Mathematik, Chemie und Physik.

> Für das Zustandekommen, das Aussehen und den Ablauf psychischer Krankheiten aber gibt es keine festen Regeln.

Deshalb fühlen wir uns im Umgang mit psychisch Kranken, mit traurig verstimmten Patienten, mit Menschen, denen Stimmen Angst machen, die wir nicht hören, oft so unsicher und unbehaglich: Wir selbst fühlen uns nicht so wie sonst, weil wir merken, diese Patienten passen eigentlich nicht in unsere Welt – ja, ist es falsch zu sagen, eigentlich stören sie?

Was hat das nun mit unserem Thema, der Psychopharmakologie, zu tun?

Alles, denn die Voraussetzungen für Einsatz oder auch Nichteinsatz dieser Medikamente entstammen unserem Denken, unseren Vorstellungen von dem, wie ein gesunder Mensch ist und demnach ein Kranker zu behandeln ist. Im Gegensatz zu z. B. den Antibiotika haben die Psychopharmaka einen schwere Stand, in der Bevölkerung als hilfreich angesehen zu werden. Häufig herrscht eine allgemeine Verteufelung, es seien Drogen, die die Persönlichkeit verändern, chemische Keulen, suchterzeugende Stoffe usw. Alles wird in einen Topf geworfen, umgerührt – und damit ungenießbar! Einige dieser Vorbehalte sind ohne Zweifel berechtigt, aber so einfach, alles pauschal zu sehen, ist es in der Tat nicht.

Die Neuro- und Psychowissenschaften sind naturwissenschaftlich gesehen noch am rückständigsten. Versuche, knallharte biochemische oder statistische Fakten zu setzen, gibt es zwar in der Psychiatrie sehr viele, aber dennoch wird man das Gefühl nicht los, die Psychowissenschaftler haben ein schlechtes Gewissen, weil sie der übrigen Medizin biomathematisch noch so weit hinterherhinken. Wir brauchen nur ein Psychiatrielehrbuch von vor etwa 20 Jahren mit einem aktuellen zu vergleichen: Wurden im ersten hauptsächlich noch kranke Menschen mit Schicksalen geschildert, deren Hauptkennzeichen eine gemeinsame psychische Erkrankung ist, so findet man heute fast nur noch Längsschnittuntersuchungen, Cluster- und Kohortenbildungen sowie Gruppendurchschnitte – die Psychopathologie, also die Beschreibung der seelischen Erkrankung, fällt in manchen Bereichen fast völlig weg. Als Beispiel für diesen Trend sollte man sich einmal die Mühe machen, die umfangreiche „Psychiatrie der Gegenwart" in ihrer 2. Auflage (erschienen von 1972 bis 1978) mit der Neuauflage (1986 bis 1989) zu vergleichen. Schätzungsweise die Hälfte bis zu zwei Dritteln der neuen, nun 9 Bände werden von statistischen Angaben oder Epidemiologien (= Vorkommen der Erkrankungen bezogen auf eine bestimmte Zeit und ein bestimmtes Gebiet) erfüllt.

Ein Beispiel dafür, was heutzutage offenbar unter Psychiatrie verstanden wird, möchten wir hier kurz anführen. Es geht um die Beschreibung von Kindern mit einer „minimalen zerebralen Dysfunktion"; der Absatz ist einem Buch der Autoren **Esser** und **Schmidt** entnommen, das 1989 erschienen ist.

„Wir entschieden uns daher für eine statistische Definition der cut offs, und zwar in der Form, daß jede Versuchsperson, deren summierter Faktorwert in einer Datenebene mehr als zwei Standardabweichungen unter dem Mittelwert liegt, als hirnfunktionsgestört definiert wird."

Soviel als zum Thema: Was ist in modernen Zeiten der Unterschied zwischen psychisch gesund und krank? Man muß mit seinem summierten Faktorwert eben mehr als 2 Standardabweichungen unter dem Mittelwert liegen, um als krank (oder in diesem speziellen Fall: „hirnfunktionsgestört") zu gelten. Eine sehr schöne Antwort hierzu hat **Koch-Hillebrecht** in seinem Buch *Jeder ist anders* (das vorher unter dem anderen Titel *Kleine Persönlichkeitspsychologie* in einem anderen Verlag erschienen ist) gegeben.

Das Beispiel aus dem Buch paßt haargenau zu dem Internisten, der einen Kaliumwert von 5,9 mmol/l leuchtend gelb markiert (oder in weniger fortschrittlichen Krankenhäusern lediglich mit einem roten Kuli unterstreicht): Der Patient ist ab nun krank!!

Die Psychiatrie hat nun aber tatsächlich einen großen Nachholbedarf: Niemand konnte bisher plausibel erklären, *wie* denn nun eigentlich Psychotherapie wirkt, *was genau* ein Psychopharmakon bewirkt, und warum es hier dieses, bei einem anderen aber jenes erzielt.

Sicher, die Wirkung eines Medikaments an der Zelle, also im Labor, kann man ganz genau beschreiben. Man weiß, daß manches Psychopharmakon die „Catechol-ortho-methyl-Transferase" (die gibt es wirklich) hemmt, ein anderes ist ein „Re-uptake-Hemmer" des Noradrenalins, – Aber weshalb gerade ein bestimmtes Verhalten durch diese Enzyme bedingt sein soll, das alles ist noch unklar.

Deshalb dieses Buch, in dem wir versuchen wollen, unser Wissen und unser Gefühl für die Gabe, die Wirkungen und die Nebenwirkungen eines Psychopharmakons kritisch zu überprüfen.

Dabei gehen wir folgendermaßen vor:
- Zuerst wird die Wirkungsweise einer Medikamentengruppe beschrieben, oft auch im Zusammenhang mit Erfahrungen aus der Geschichte der Medizin, mit all ihren Irrtümern und Erfahrungen.
- Dann kommt ein Teil psychiatrische Wiederholung zur Auffrischung einiger Grundkenntnisse auf dem Gebiet seelischer Erkrankungen. Dabei möchten wir aber ganz klar sagen, daß Psychopharmaka natürlich auch und sogar mengenmäßig in noch größerem Rahmen gerade von anderen Disziplinen verschrieben werden (Allgemeinmedizin, innere Medizin).
- Anschließend kommen ein paar Vorschläge, wann welches Medikament mit welchem Ziel verordnet werden könnte.

Zu guter Letzt haben wir zu jedem Kapitel eine knappe Zusammenfassung formuliert.

Wenn wir über die Wirkungen von Psychopharmaka nachdenken, so bleibt uns nicht erspart, uns auch mit den Krankheiten, die behandelt werden, auseinanderzusetzen. Eigentlich behandeln wir ja keine Krankheiten, sondern nur *Syndrome*, also eine bestimmte Zusammenstellung von verschiedenen Krankheitszeichen oder Symptomen, die immer in gleicher Art und Weise (oder zumindest ähnlich) auftauchen. Herzrhythmusstörungen kann man z. B. mit verschiedenen Methoden genau im Reizleitungssystem lokalisieren und dann auch verhältnismäßig genau behandeln. Etwas anders sieht es bei seelischen Krankheiten aus, deren Sitz und Ursache man bis heute ja nicht gefunden hat: Den „Schizokokkus" hat man leider nicht finden können …

Wir haben uns auf die Auswahl dreier großer Medikamentengruppen beschränkt:

- Schlaf- und Beruhigungsmittel,
- Medikamente gegen depressive Verstimmungen,
- Medikamente bei psychotischen Erkrankungen.

Zur ersten Gruppe bleibt zu sagen, daß wir den Begriff „Tranquilizer" tunlichst vermieden haben:

- Zum einen, weil er mehr umfaßt, als wir hier besprechen wollen (z. B. das Meprobramat, das aber schon seit längerem auf einen Platz im Museum für prähistorische Medizin wartet;
- zum anderen weil durch die amerikanischen Bezeichnungen „minor tranquilizer" (kleinere Tranquilizer, z. B. Benzodiazepine wie Valium) und „major tranquilizer" (größere Tranquilizer, bestimmte Neuroleptika) eine fast babylonische Sprachverwirrung herrscht, und
- zum dritten, weil der Name doch recht seltsam als therapeutisches Ziel erscheint: Ursprünglich war der „tranquilizer" ein Zwangsstuhl zur Beruhigung von Patienten. Dann war die „tranquilitas" im Lateinischen die Ruhe aus Trägheit und Unlust (im Gegensatz zum „otium", was nicht nur Ruhe, sondern auch innerer Friede heißt); das in der glutheißen Mittagshitze träge dahindümpelnde Meer ist z. B. „tranquil".

Wenn also von Tranquilizern die Rede ist, so findet man sie unter der ersten Gruppe, unter der Stoffklasse der Benzodiazepine.

Wir sollten beides gleichzeitig sehen, Chancen und Gefahren von Psychopharmaka. Aber eben *beides gleichzeitig*, nicht nur eines von beiden. Daß dies geht, wissen wir alle, wir müssen nur unbefangen mit Medikamenten umgehen und sie wie eine Gipsschiene ansehen: Niemand mag sie für immer haben, vorübergehend aber scheinen sie nötig zu sein.

Schlaf- und Beruhigungsmittel

Wirkungsweise

Wer braucht Valium?

Die wichtigsten und am häufigsten genommenen Schlaf- und Beruhigungsmittel sind die aus einer Gruppe chemisch ähnlicher Medikamente, die man **Benzodiazepine** nennt. Wichtigster Vertreter hiervon ist das Diazepam, mit seinem Handelsnamen *Valium*[1] auch am bekanntesten.

Benzodiazepine sind eine Gruppe von Medikamenten, die eine prinzipiell ähnliche Wirkung und eine vergleichbare chemische Grundstruktur aufweisen. Sie kamen Anfang bis Mitte der 60er Jahre in den Handel und lösten ganz unterschiedliche Reaktionen aus:

Die einen waren über die Möglichkeit hocherfreut, leicht und bequem den Anforderungen des täglichen Lebens zu entgehen.

Die anderen waren besorgt wegen der nun immer deutlicher auftretenden Möglicheiten zur Verformung der Seele.

Ein Lied wurde den Psychopharmaka gewidmet, das sich allerdings deutlich kritisch mit diesen Psychohelfern auseinandersetzte: Es war *„Mother's little helpers"* von den Rolling Stones („What a drag it is getting on ... Though she is not really ill/there's a little yellow pill ...").

---

[1] Um die Präparatenamen (= Handelsnamen) von den Arzneistoffen (= Substanzen) zu unterscheiden, werden die Präparate durch kursive Schreibung hervorgehoben!

Schnell wurden die Benzodiazepine als „Valium-Familie" weltweit mit zu den am häufigsten verordneten Medikamenten. Erstaunen muß hierbei aber, daß noch etwa Ende der 70er Jahre nur etwa jede 20. Tablette aus dieser Gruppe von Psychiatern oder psychotherapeutisch tätigen Ärzten verordnet wurde. Die meisten dieser Tabletten oder Säfte werden von Allgemeinmedizinern oder Internisten verordnet.

Über die Gründe hierüber müssen wir uns Gedanken machen: Wie kommt es, daß bestimmte Psychopharmaka fast gar nicht von den Spezialärzten, aber dafür um so mehr von den Hausärzten (mit dem möglichen Blick hinter die Kulissen zu Hause) verschrieben werden?

Es könnte an den *Ärzten* liegen: Benzodiazepine werden verlangt, sind nicht sehr teuer, einfach zu verschreiben und scheinen einem Bedürfnis bestimmter Patienten zu entsprechen. Außerdem kann man sich durch die Verordnung eines Benzodiazepins „Luft verschaffen", d. h. Auseinandersetzung mit tiefer liegenden Problemen kann erst einmal verschoben werden, bis sich möglicherweise das Problem von allein gelöst hat oder die Gelegenheit zur Aufarbeitung einfach besser ist. Zudem sind Benzodiazepine noch relativ sicher; d. h. in kleineren Packungen verschrieben, können sie akut nicht viel schaden. Nicht zuletzt sind Benzodiazepine ja auch hochwirksame Medikamente, die die gewünschte Wirkung (Schlafanstoß, Angstlösung und Behebung von Muskelverhärtungen) relativ rasch erreichen.

Aus der Sicht des *Patienten* wird es ähnlich sein: Mit diesen Medikamenten kann man seine Probleme – zumindest vorübergehend – gut von der Umgebung abschotten („Psychopillenpanzer"); Schwierigkeiten brauchen nicht näher angegangen zu werden. Zudem galt es eine Zeitlang sogar als ausgesprochen schick, „sein" Valium zu nehmen; teilweise wurde es in bestimmten Kreisen insbesondere in Verbindung mit Alkohol zu kriminellen Zwecken mißbraucht („St.-Pauli-Kick"). Natürlich nehmen viele Patienten auch kritiklos das Medikament ein, das ihnen ihr Arzt verschreibt.

Zusammenfassend kann man wohl sagen: Benzodiazepine sind für Arzt und Patient ein bequemes, gut verträgliches und ganz offensichtlich die Bedürfnisse beider Seiten befriedigendes Medikament, das auch in der Notfallmedizin unentbehrlich ist.

Was bewirken Benzodiazepine?

Das führt natürlich zur nächsten Frage: *Was bewirken Benzodiazepine eigentlich?*

Aus dem Alltag im Krankenhaus kann wohl jeder schon eigene Erfahrungen berichten: Benzodiazepine wirken

- schlafanstoßend (hypnogen),
- angstlösend (anxiolytisch),
- krampflösend (antikonvulsiv),
- muskelentspannend (muskelrelaxierend).

Sie haben zudem eine gute Verträglichkeit und sind auch noch bei Patienten mit Leber- und/oder Niereninsuffizienzen gut wirksam. Die *therapeutische Breite* ist groß, d.h. der Bereich zwischen noch nicht ausreichender Wirksamkeit und Vergiftungserscheinungen ist breit.

Außerdem haben Benzodiazepine im *therapeutischen Dosisbereich* nur wenige unerwünschte Wirkungen: Sie machen

- müde und schläfrig,
- anfangs stumpf und apathisch,
- Konzentrationsstörungen,
- gelegentlich Kopfschmerzen.

In höheren Dosierungen oder bei längerer Einnahme von langfristig wirkenden Benzodiazepinen (dazu s. unten) bewirken sie unangenehmere Erscheinungen, die aber von Patient zu Patient sowie von Medikament zu Medikament wechseln können:

- Störungen des Sprach- und Gangbildes (Dysarthrie und Ataxie),
- Gedächtnisschwund für Geschehnisse nach Einnahme des Medikaments (anterograde Amnesie),

- Minderung des sexuellen Verlangens,
- Menstruationsstörungen.

Diese nicht gewünschten Wirkungen sind zumeist dosisabhängig und führen dann sehr oft zu dem Wunsch, das Medikament nicht mehr verordnet zu bekommen. Wenn dieser Wunsch ausbleibt, die unangenehmen Wirkungen also bewußt in Kauf genommen werden, um die an sich entspannenden Wirkungen nicht zu missen, dürfen wir bereits von einer *Sucht* sprechen.

Weiter müssen wir noch zwischen *2 Vergiftungsformen* unterscheiden, die zwar insgesamt viel zu häufig, angesichts der enormen verschriebenen Gesamtmenge aller Benzodiazepine aber doch nicht zu oft auftreten:

Die *akute Überdosierung* (zumeist in selbsttöterischer Absicht) läßt sich etwa so beschreiben: Die Patienten sind schläfrig bis zum Koma, apathisch, sehr verlangsamt. Sie klagen teilweise über Doppelbilder, Schwindelzustände, Übelkeit und Kopfschmerzen. Die Patienten sind sehr schwach.

Die *chronische Überdosierung* dagegen sieht anders aus und läßt sich oft von anderen geistig-seelischen Erkrankungen nur schwer abgrenzen: Die Patienten sind allgemein schlechter Stimmung (dysphor), vergeßlich und psychisch wie physisch nur schwer belastbar. Sie beklagen eine zunehmende, als sehr störend empfundene Muskelschwäche, die bei der neurologischen Untersuchung bis zum Verlust von Muskeleigenreflexen gehen kann. Hinzu kommen z. T. erhebliche Kopfschmerzen und Schwindel, die oft fälschlich als „zerebrovaskuläre Insuffizienz" mißdeutet werden. Insbesondere bei älteren Patienten kann es zur sog. „Valium-Umkehr" oder auch zum „Paradoxphänomen" mit Aufgeregtheit, ständiger Unruhe, Schlaflosigkeit und fast krankhafter Erregung kommen. Oft wird dieser Zustand verkannt und fälschlich angenommen, der Patient brauche *mehr* von seinen Medikamenten, während er aber bereits *zu viel* davon hat; unter Umständen beginnt hiermit ein Teufelskreis.

Mit der Problematik der Sucht, die unbestreitbar eine Gefährdung darstellt, und der entsprechenden Entzugserscheinungen wollen wir uns aber noch weiter unten auseinandersetzen.

Spätestens hier aber interessiert die Frage: *Wie* wirken Benzodiazepine eigentlich?

Etwas über die Wirkungsweise von Benzodiazepinen

Wir müssen uns vorstellen, die menschliche Zelle ist ein Gebilde, das auf Reize reagieren kann und dies natürlich auch soll. Es gibt aber einen Mechanismus, der uns vor zu vielen und zu heftigen Reizen schützt. Mit einem bestimmten Reiz werden nämlich auch gleichzeitig *Hemmstoffe* freigesetzt. Diese Hemmstoffe unterdrücken den Reiz entweder gleich ganz, und zwar so lange, bis er eine gewisse Stärke erreicht hat und nun nicht mehr unterdrückt werden kann (Pförtner-Funktion); oder sie lassen den Reiz nur mit niedrigerer Intensität zu uns. Wenn wir z. B. am Strand in der Sonne liegen, nehmen wir nach einiger Zeit das Meeresrauschen gar nicht mehr und das eigentlich zu laute Radio des Nachbarn wie aus der Ferne wahr.

So ein *Schutzmechanismus* ist sehr sinnvoll, denn ohne ihn würden wir morgens beim Weckerrasseln wie ein Propeller im Bett rotieren oder schon beim Zuklappen eines Buches vor Schreck in die Höhe fahren.

Der Körper ist so eingerichtet, daß er bestimmte *Reizschwellen* hat, die ein von außen kommender Reiz erst wie eine Türschwelle überschreiten muß: Ist der Reiz zu schwach oder zu niedrig, so kann er die Schwelle nicht überschreiten, also auch innen nichts ausrichten. Weiter kann der Körper je nach Erfordernis diese Schwelle selbst verändern. Das tut er u. a. dadurch, daß er die mit der Zelle in Kontakt kommenden *Elektrolyte*, also die Körpersalze, vermehrt oder vermindert.

Ein Weg zur Erhöhung der Schwelle führt über eine Vermehrung des außerhalb der Zelle (extrazellulär) gelegenen Kalziums. Dadurch wird die Zelle *hyperpolarisiert*, d. h. der zur erfolgreichen Reizung der Zelle erforderliche Strom oder Elektrolytfluß muß größer werden.

Bekannt ist die Kehrseite der Medaille: die Hyperventilationstetanie. Durch verstärktes Ein- und Ausatmen kommt es zu einer Verschiebung des Blutsäurewertes, die wiederum eine verhältnismäßige und nur scheinbare Verminderung des Kalziumbestandes außerhalb der Zelle bewirkt. Scheinbar deswegen, weil das Kalzium wohl vorhanden ist, wegen vermehrter Bindung an Eiweiße aber „gefangen" ist und nicht mehr zur Verfügung steht. Die Zellen – insbesondere die Muskelzellen – sind nun viel schneler erregbar, und es kommt zu dem Bild, das wir Hyperventilationstetanie nennen.

Die Reizschwelle kann aber auch anders verändert werden: Die Zelle kann vermehrt Chlorionen durch eigene Kanälchen in das Zellinnere gelangen lassen. Auch so wird sie hyperpolarisiert, also schwerer erregbar.

Zur gedanklichen Pause wollen wir bis hierhin noch einmal zusammenfassen:

> Jede menschliche Zelle reagiert auf Reize erst dann, wenn eine bestimmte Reizschwelle überschritten wird. Die Höhe der Reizschwelle kann vom Körper selbst reguliert werden, u. a. dadurch, daß vermehrt Chlorionen ins Zellinnere gelangen können.

Für uns stellt sich natürlich jetzt die Frage: *Wer* steuert die Reizschwelle, *wer* verändert sie?

Das kann zum einen durch den Zellkern geschehen, also durch eine Steuerung von innen. Zum anderen wird dieser Vorgang aber auch durch eigene Überträgerstoffe, *Transmitter* genannt, gesteuert. Diese Transmitter wirken an der Zellhülle (*Zellmembran*) oder durch sie hindurch.

Nun genügt es aber nicht, wenn sich die Transmitter nur zwanglos in der Nähe der Zelle aufhalten, sie müssen schon an die für sie und nur für sie passende Stelle in der Zellmembran gelangen („Schloß-Schlüssel-Prinzip"). Diese Meldestellen heißen *Rezeptoren*.

Gelangt ein Transmitter (im Nervengewebe Neurotransmitter genannt) an seinen Rezeptor, so löst er eine Reaktion aus.

Im Nervengewebe gibt es viele „hemmende Neurotransmitter", also Stoffe, die die Nervenzelle *hyperpolarisieren* und sie damit unempfindlicher für Reize machen. Diese hemmenden Transmitter verstärken bildlich gesprochen den Schutzwall der Zellmembran. Der am häufigsten vertretene Hemmer ist die Gamma-Aminobuttersäure (γ-Aminobuttersäure), englisch *GABA* abgekürzt. Sie wird

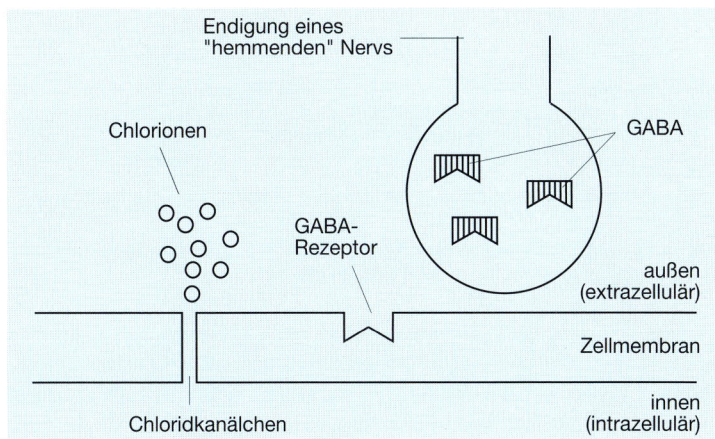

Abb. 1. Ruhephase einer Verbindungsstelle zweier Nerven (Synapse) mit ge-
schlossenem Chloridkanal und nicht besetztem GABA-Rezeptor

auf einen Impuls hin von einer Nervenzelle auf die andere
übertragen, sucht sich dort ihren Rezeptor und löst durch den
Kontakt am Rezeptor eine *Öffnung* der nahen Chlorkanälchen aus:
Es kommt zur *Hyperpolarisation* und damit im Endeffekt zur
Hemmung der Zellaktivität (Abb. 1).

Wird GABA nun aus ihrer Zelle freigesetzt und bindet sich an
ihren Rezeptor, so haben wir das in Abb. 2 dargestellte Bild.

Ganz offensichtlich war das der Natur aber noch nicht genug.
Sie hat neben den GABA-Rezeptor in unmittelbarer Nähe noch in

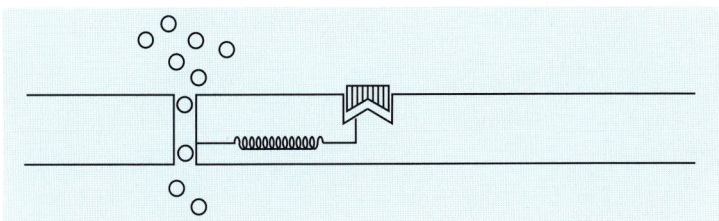

Abb. 2. Ein GABA-Molekül hat sich an seinen Rezeptor gebunden und das
Chloridkanälchen weiter geöffnet

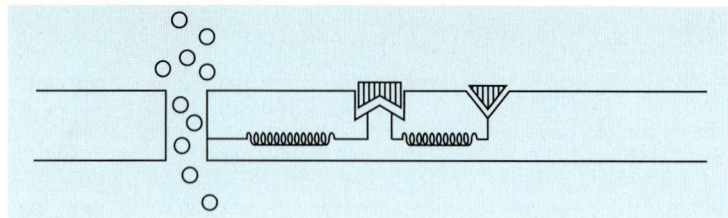

Abb. 3. Ein Benzodiazepinmolekül (▼) hat sich an seinen Rezeptor gebunden und verstärkt die Öffnungskraft des GABA-Moleküls

fast alle menschliche Nervenzellen einen anderen Rezeptor einge-baut, der die GABA-Wirkung noch verstärkt. Dieser andere, zweite Rezeptor tritt nie allein, sondern immer nur in Begleitung des GABA-Rezeptors auf; umgekehrt werden auch fast alle GA-BA-Rezeptoren durch diesen zweiten „komplettiert", so daß wir fast von „Pat und Patachon" sprechen können (Abb. 3).

Für diese Rezeptoren sind noch keine körpereigenen Stoffe entdeckt worden – aber genug künstliche: Es sind *Benzodiazepinre-zeptoren*, die nur auf Benzodiazepine reagieren.

Mit Sicherheit wird man demnächst auch hier den entsprechen-den Körperstoff finden, wie man ja auch Endorphine für die Morphinrezeptoren des Körpers fand. Denn es ist ja wirklich schwer vorstellbar, daß die Natur Benzodiazepinrezeptoren auf Vorgriff geschaffen hat, bis im umtriebigen Labor einer Schweizer Pharmafirma entsprechende Chemie entwickelt worden ist.

Sehr interessant ist hierbei folgendes: Aus vergleichenden Untersuchungen können wir annehmen, daß Benzodiazepinrezeptoren vor etwa 200 Millionen Jahren (!!), also zu Beginn der Saurierentwicklung, entstanden sind. So lange wartet die Natur aber meist nicht, bis sich Forscher aufraffen, diese Lücken zu schließen. Und in der Tat: Bei Menschen, die lange vor Einführung der Benzodiazepine gestorben sind, fand man im Hirn noch Spuren von Diazepam und Nordiazepam, zwei sehr gebräuchlichen Benzodiazepinen. Dieser Fund von etwa 1985 stachelte die Wissenschaftler an: Woher kamen denn diese Stoffe, die es doch eigentlich noch gar nicht geben konnte? Kurze Zeit später fanden sich dann in verschiedenen Pflanzen, u. a. in solchen, die den Pharaonen als Grabbeigabe (!!) mitgegeben worden sind, zumeist aber in Kartoffeln und weizenartigen Getreiden, insgesamt 8 verschiedene Benzodiazepine, 3 davon waren noch nie industriell gefertigt worden.

Diese Funde machen das Gebiet noch spannender und lassen uns einer Lösung dieses „Valium-Rätsels" entgegenfiebern.

Noch etwas müssen wir bedenken: Denkbar ist es, daß Benzodiazepine gar nicht für die Rezeptoren zuständig sein sollten, sondern eigentlich gegenteilig wirkende Stoffe mit ähnlicher Struktur, die dem Menschen in Zeiten von Angriff oder Verteidigung mehr Spannkraft und Elan geben sollten, also gerade *keine* Entspannung oder Müdigkeit. Unsere Benzodiazepine sind diesen vermuteten Stoffen nur chemisch sehr ähnlich und bewirken eine Aufhebung der möglicherweise gedachten Wirkung. Alles ist bisher also noch sehr konfus; Rätsel bleiben über Rätsel.

> Benzodiazepine wirken nicht direkt, sondern erhöhen die hemmende Wirkung der γ-Aminobuttersäure (GABA) an der Nervenzelle. Man kann somit sagen: GABA ist die Bremse, ein Benzodiazepin die Servobremse.

Das war ein sehr trockener, aber notwendiger Einstieg in die biochemische Wirkungsweise der Benzodiazepine, denn nun läßt sich auch die Wirkung

- schlafanstoßend,
- angstlösend,
- krampflösend,
- muskelentspannend

besser verstehen: *All dies ist letztlich Ausdruck vermehrt gehemmter Nervenzellen.*

Wie lassen sich Benzodiazepine unterscheiden?

Zwei Fragen müssen noch geklärt werden:
- *Wirken alle Benzodiazepine gleich?*
- *Worin bestehen überhaupt Unterschiede?*

Zur 1. Frage: Benzodiazepine wirken ***prinzipiell alle gleich,*** nur mit unterschiedlicher Intensität. So gibt es welche, bei denen bereits 0,25 mg an Wirkmenge genügen, bei anderen braucht man 30 mg, also die 120fache Menge. Das hängt mit der sog. „Rezeptoraffinität" zusammen, worunter man auf gut deutsch die Kraft und Bindungsfähigkeit versteht, mit der ein Benzodiazepin an seinen Rezeptor strebt. Allgemein läßt sich sagen: Je höher diese Affinität, desto geringer die Dosis zum Erreichen der Wirkung.

Unterschiede soll es geben in der Hauptwirkung: Einzelne Benzodiazepine sollen eher peripher (im Rückenmark), andere eher

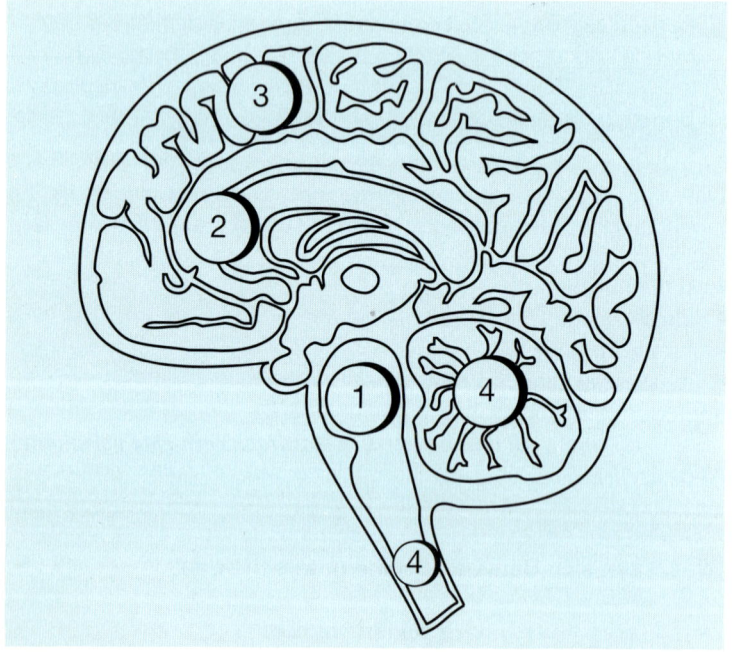

Abb. 4. Querschnitt durch das Hirn mit Wirkungsweise der Benzodiazepine.
① In der Formatio reticularis: schlafanstoßend.
② Im limbischen System mit den Zentren für Gefühlsverarbeitung: angstlösend.
③ In der motorischen Großhirnrinde: krampflösend.
④ In Kleinhirn und Rückenmark: muskelrelaxierend

zentral wirken. Letztlich aber dürfte dies eine Frage der Dosierung sein, weshalb Werbeaussagen wie „der einzige nichtsedierende Tagestranquilizer" schlichtweg irreführend sind.

Dabei müssen wir uns vorstellen, daß Benzodiazepinrezeptoren überall im zentralen Nervensystem (ZNS) liegen, besonders dicht im Groß- und Kleinhirn, weniger im verlängerten Mark, kaum im Balken. Aber alle Benzodiazepine wirken im Nervengewebe, und je nach Ort lassen sich die Hauptwirkungen erklären (Abb. 4).

So ist es erklärlich, daß die Benzodiazepine keine „extrapyramidalmotorischen Nebenwirkungen" haben wie die Neuroleptika (s. dort), aber auch keine antipsychotischen Wirkungen. So läßt sich auch das Problem der Sucht diskutieren: wir können uns vorstellen, daß bei einem Medikament, das nur kurz schlafanstoßend, aber länger im limbischen System wirkt, die Suchtgefahr größer ist, weil der angstlösende Effekt relativ wach und frisch erreicht und erlebt wird; wir bemerken regelrecht die Lösung der Angst. Dies ist allen Anzeichen nach insbesondere bei *Lexotanil* und beim *Tavor* so der Fall, die in der Suchtstatistik ganz vorn liegen.

Zur 2. Frage: Worin bestehen denn überhaupt Unterschiede? Da gibt es eigentlich nur ein Hauptunterscheidungsmerkmal: die **Wirkdauer** der verschiedenen Benzodiazephine. Die Psychopharmakologen O. Benkert und H. Hippius teilen die Benzodiazepine in 4 Gruppen ein:

I   = Benzodiazepine mit langer HWZ[2] und lang wirkenden Metaboliten.

II = Benzodiazepine mit mittlerer bis kurzer HWZ und *mit* aktiven Metaboliten.[3]

III = Benzodiazepine mit mittlerer bis kurzer HWZ, aber *ohne* aktive Metaboliten.

IV = Benzodiazepine mit ultrakurzer HWZ ohne aktive Metaboliten.

---

[2] HWZ: Halbwertszeit; die Zeit, in der die Hälfte der Substanz im Körper abgebaut ist.
[3] Metaboliten: Produkte beim Abbau der Substanz.

Tabelle 1. Zuordnung von Arzneistoffen und Präparaten zu den 4 definierten Gruppen von Benzodiazepinen (nach Benkert u. Hippius); die Angabe in Stunden (h) betrifft die HWZ einschließlich aktiver Metaboliten

Gruppe	Arzneistoff	Präparat	Halbwertszeit h
I	Chlorazepat	*Tranxilium*	bis zu 200
	Chlordiazepoxid	*Librium*	bis zu 200
	Diazepam	*Valium*	bis zu 200
	Flurazepam	*Dalmadorm*	bis zu 250
II	Alprazolam	*Tafil*	30
	Camazepam	*Albego*	35
	Flunitrazepam	*Rohypnol*	50
III	Lorazepam	*Tavor*	24
	Lormetazepam	*Noctamid*	15
	Oxazepam	*Adumbran*	15
	Temazepam	*Planum*	15
IV	Brotizolam	*Lendormin*	3
	Midazolam	*Dormicum*	2,5
	Triazolam	*Halcion*	8

Die Zugehörigkeit der Arzneistoffe (Substanzen) zu diesen 4 Gruppen ist in Tabelle 1 zusammengestellt.

Interessanterweise gibt es bei den einzelnen Benzodiazepinen oft identische Abbauwege. Beispielsweise ist Nordiazepam (bei uns im Handel als *Tranxilium N* Tropfen, wobei *Tranxilium* selbst ja Chlorazepat ist) der eigentliche Wirkstoff von Diazepam, Chlorazepat, Oxazolam, Prazepam usw. Oft ist Oxazepam dann das eigentliche Endprodukt dieser Wegstrecke.

Wir können dabei sehen, daß einige Medikamente eigentlich selbst nicht wirken, sondern nur durch den ersten Abbauvorgang zum eigentlichen Wirkstoff werden. Diese Art von Medikament nennt man auf neudeutsch *„prodrug"*, also eigentlich „Vormedizin" (Abb. 5).

Wie problematisch längere Halbwertszeiten u. U. sein können, zeigt Abb. 6, die Computersimulation von Blutspiegeln bei Einnahme länger und kürzer wirkender Benzodiazepine.

Die Benzodiazepine werden in der Leber umgebaut und dann durch die Nieren ausgeschieden. Die HWZ von Diazepam und

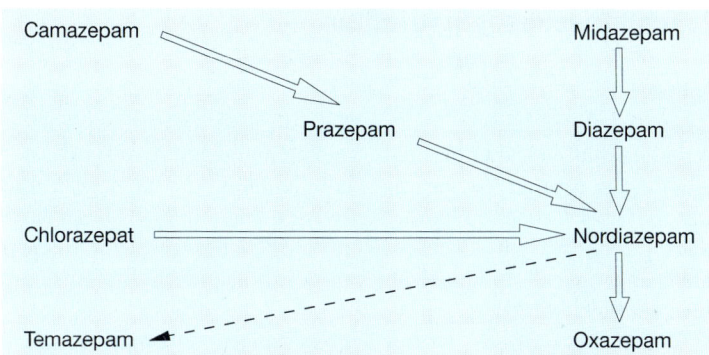

Abb. 5. Abbauwege ausgewählter Benzodiazepine. ⇒ Hauptabbauweg; — → Nebenabbauweg

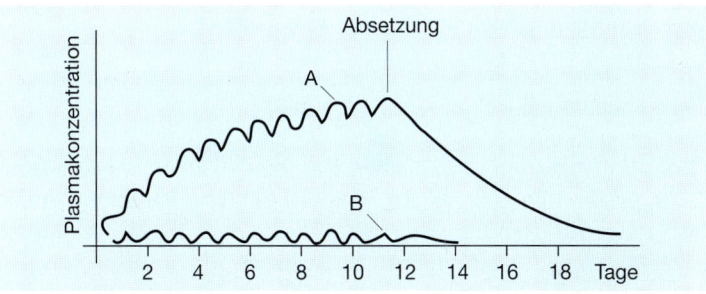

Abb. 6. Computersimulation des Plasmaspiegelverlaufs nach einmaliger täglicher Gabe von Benzodizepinen mit langer (*A* 72 h) und mittellanger (*B* 8 h) Halbwertszeit. (Aus Coper u. Rommelspacher 1987)

Nordiazeam werden bei Leberzirrhose um bis zu 50% verlänger, während der Abbau von Oxazepam unbeeinflußt bleibt. Auch H₂-Hemmer wie Cimetidin, Famotidin oder Ranitidin (*Tagamet, Pepdul* oder *Sostril*) erhöhen die Blutspiegel von Benzodiazepinen um 50–60%, ohne daß es erstaunlicherweise zu einer klinischen Bedeutung kommt.

Psychiatrisches Repetitorium

Schlaf

Wir alle schlafen – aber bis heute weiß niemand genau weshalb. Wir wissen aus eigener Erfahrung, daß Schlafentzug aggressiv und unkonzentriert machen kann. Wir wissen auch, daß wir nach einer Nacht, in der wir gut durchschlafen konnten, am nächsten Morgen wie „neugeboren" sind, nach einer ohne erholsamen Schlaf uns aber wie „gerädert" fühlen.

Woran liegt all das; woran liegt es zudem, daß manche mit 6 oder 5 oder gar noch weniger Stunden Schlaf auskommen, während andere 8 oder 9 Stunden brauchen?

Trotz aller aufwendiger Versuche in Schlaflabors oder ähnlichem wissen wir auf diese Fragen bis heute keine befriedigenden Antworten.

Wir wissen aber sehr viel um den Schlaf herum; das ist interessant genug, sich kurz damit zu befassen.

Zirkadiane Periodik

Fast alle Lebewesen weisen einen Rhythmus auf, der Zustandsänderungen ihrer Organe betrifft. Zumeist ist dieser Rhythmus an die 24stündige Erddrehung, also einen Tag, gebunden. Bei genaueren Untersuchungen, z. B. in von natürlichem Licht und sozialen Kontakten abgekoppelten Höhlen, fällt aber auf, daß dieser Rhythmus nur in *etwa* (= lat. circa) *einem Tag* (= lat. dies) entspricht; deshalb sprechen wir von einer *zirkadianen Periodik*.

Der sichtbarste dieser zirkadianen Verläufe ist der Schlaf-Wach-Rhythmus der Menschen. Etwa 16–18 h am Tag wachen wir, während in den übrigen 6–8 h unser Körper und unser Bewußtsein für Reize aus der Außenwelt schwer erreichbar ist – *wir schlafen*.

Bisher war man der Meinung, im Schlaf sinken Körpertemperatur, Herzschlag, Atemfrequenz usw. Neuerdings muß man aber wohl die Frage andersherum stellen: Ist es nicht möglich, daß wir nur deswegen schlafen, *weil* Herzfrequenz und Atemrhythmus sinken?

Die Schlafforscher haben herausgefunden, daß wir während einer Nacht mehrere Schlafphasen mit verschiedenen Schlaftiefen – benannt von A bis E – durchlaufen, wobei A den leichten und E den Tiefstschlaf bezeichnet.

Es geschieht aber noch etwas Merkwürdiges: etwa 4- bis 5mal kommen wir in eine Phase, die nach dem EEG und anderen Meßwerten eigentlich dem Stadium B entspricht: Sie ist gekennzeichnet durch höhere Herzfrequenzen, Salven schneller Augenbewegungen, helftiges Atmen und beim Mann durch starke Erektionen. Dennoch ist die Wechschwelle etwa so hoch wie beim Tiefschlaf.

Im Schlaf ist der Körper wach

Ein bemerkenswerter Befund, der so gar nicht zu den übrigen paßt. Die Augenbewegungen sind dabei so charakteristisch, daß diese Phase hiernach ihren Namen hat: das PMO-Stadium (franz.: „phase du movements oculaire") oder REM-Stadium (engl.: „rapid eye movements").[4]

Wecken wir im Schlaflabor jemanden kurz *nach* dieser REM-Phase, so wird ganz häufig von Träumen berichtet, die gerade abgelaufen seien. Beim Wecken *vor* einer REM-Phase werden keine Träume berichtet.

Daraus können wir folgern, daß die REM-Phase das *Stadium der Träume* ist. Noch etwas konnte bei den Untersuchungen festgestellt werden: die *Trauminhalte* der Träume der ersten Nachthälfte unterscheiden sich deutlich von denen der zweiten: Die frühen Träume beschäftigen sich noch mit dem Tagesablauf, die späteren werden gegen Morgen hin zunehmend „wirr" und emotional anregend. Wir erinnern uns aber beim Aufwachen häufiger an die *späten Träume*, so daß unser Traumerleben manchmal etwas sinnlos erscheint.

---

[4] Möglicherweise heißt deswegen auch die amerikanische Popgruppe *REM* so, weil Fans und Nichtfans bei ihrer Musik die Augen verdrehen: die einen vor Begeisterung, die anderen – na ja.

Sind Träume Schäume?

Aus Träumen soll viel über den Menschen zu erfahren sein, Traumdeuter hatten bereits in der Vorantike Hochkonjunktur (denken wir bloß an die biblischen Geschichten mit dem in dieser Hinsicht wohl außerordentlich begabten Joseph aus dem Alten Testament).

Zu fragen ist kurz nach dem Wahrheitsgehalt dieser Traumdeutungen.

Es liegt wohl kein erkennbarer Grund dafür vor, anzunehmen, aus einem Traum, also einer zeitgebundenen emotionalen Regung, in die *Zukunft* sehen zu können. Das wäre nicht ganz einsichtig.

Hingegen lassen sich aus Träumen wohl ganz sicher Geschehnisse, möglicherweise noch gar nicht richtig verarbeitet, aus der *Vergangenheit* erkennen oder zumindest nachvollziehen. Gerade unsere „wirren" Träume bieten viel Stoff, aus Andeutungen, kurzen im Traum erlebten Hinweisen oder Ängsten und Befürchtungen über noch nicht abgeschlossene Erlebnisse zu mutmaßen.

Aus Träumen kann man – unserer Meinung nach – sehr wohl viel über den derzeitigen Gefühlszustand eines Menschen erkennen, mit Sicherheit aber nicht, ob jemand später Lottomillionär oder Meistertrainer beim SV Werder Bremen wird.

REM und NREM

Wir können der *REM*-Phase eine *N*icht-*REM*-Phase (NREM-Phase) entgegenstellen. Dabei fällt weiterhin auf, daß die NREM-Phase im Verhältnis während des gesamten Lebens fast unverändert bleibt und etwa 6–8 h des Tages andauert. Die REM-Phasen hingegen nehmen deutlich ab: von anfangs 50 % des Gesamtschlafs im Säuglingsalter bis zu etwa noch 20 % im höheren Alter.

Eine Erklärung hierfür abzugeben, ist noch sehr gewagt. Wahrscheinlich aber braucht der Körper und insbesondere das Hirn die REM-Phasen zur Reifung. Wenn wir (hier einmal vorgreifend) Schlafstörungen ausschließlich mit Schlafmitteln bekämpfen wollen, sollten wir darauf achten, daß das gewählte Mittel die REM-Phasen nicht zu sehr beeinträchtigt.

> Der Schlaf ist so in die Persönlichkeit verwoben, daß Schlafstö-
> rungen vom eigentlichen Wacherleben nicht zu trennen sind.

Schlafstörungen

Ursachen

Schlafstörungen können vielfältige Ursachen haben. Oft wird eine
Schlafstörung hauptsächlich subjektiv erlebt, bei Nachprüfung
stellt sich dann heraus, daß objektiv keine Störung vorliegt, der
Schlaf aber als erholsam genug bewertet wird.

Jeder kennt wohl das Gefühl, „die ganze Nacht kein Auge
zugetan" zu haben. In Wirklichkeit war der Schlaf wahrscheinlich
nicht tief genug und öfter von Aufwachphasen unterbrochen.
Demnach kann eine Schlafstörung auch als ein *relativer* Begriff, als
subjektiver Ausdruck der Unzufriedenheit und des Nichterholtseins
gewertet werden.

Die Ursachen sind vielfälitg. Wir können sie zur besseren
Abgrenzung in 4 Gruppen unterteilen. Vorher muß aber gesagt
werden, daß diese Einteilung auch anders gestaltet werden kann
und es zudem bei einigen Arten der Schlafstörung nicht unbestreitbar richtig ist, sie in die eine und nicht in eine andere zu stecken.

Gruppen der Schlafstörungen (Abb. 7)
- körperliche Ursachen,
- Umweltbedingungen,
- Einstellungen,
- Lerneffekte.

Körperliche Ursachen. Sie sind am einleuchtendsten und offen
darliegendsten. Zu dieser Gruppe gehören insbesondere:
- Herz- und Lungenerkrankungen, besonders Asthma cardiale,
  Lungenemphysem, chronisch obstruktive Bronchitis, Herzinsuffizienz.
- Magen- und Duodenalgeschwüre,
  endokrine Erkrankungen, besonders Hyperthyreosen und Hor-
  monmangelzustände im Klimakterium.

- Hirn- und periphere Durchblutungsstörungen.
- Tumoren, insbesondere Hirntumoren.
- Zustand nach Schädel-Hirn-Trauma mit Zerstörung des für den Schlaf wichtigen Zentrums.
- Schwere Leberschäden.
- Prostatahypertrophie mit nächtlichem Harndrang.
- Niereninsuffizienz, insbesondere im terminalen Stadium oder mit urämischem Syndrom.

Die *Behandlung* dieser Schlafstörungen wird natürlich ursachengerichtet sein; mit Beseitigung der Grunderkrankung kehrt auch oft der erholsame Schlaf zurück.

Zu den körperlichen Ursachen als Untergruppe muß man auch die große Gruppen der körperlich begründbaren und die der endogenen Psychosen rechnen. Oftmals sind sogar Schlafstörungen der erste Hinweis auf eine manische Psychose, insbesondere dann, wenn sie mit vermindertem Schlaf*bedürfnis* einhergehen. Andererseits können Einschlafstörungen oder zu frühes Erwachen auf eine depressive Psychose verweisen, die dann einhergeht mit Grübelzwang, Angst oder Denkhemmungen („im Kreise denken"). Die Patienten berichten, von ihrer Nachtruhe, der Schlaf sei zerhackt, oberflächlich oder gar erschöpfend. Hierbei wird die Behandlung vorwiegend medikamentös gestaltet werden, wobei auch Psychotherapie hinzukommen kann.

Umweltbedingungen. Die Umweltbedingungen als Schlafstörungen verweisen auf äußerliche Reize wie Straßenlärm, Schichtarbeit, aber auch bestimmte Genußmittel (wobei die auch in die erste Gruppe mit eingereiht werden könnten), z. B. Alkohol, Nikotin, Koffein, auch Tranquilizer. Die Behandlung kann sich hier nur auf Ausräumung der störenden Einflüsse soweit wie möglich beziehen.

Einstellungen. Dazu gehört z. B. die Erwartungsangst, eine einmal aufgetretene Schlafstörung werde sich immer wieder wiederholen. Solche Einstellungen können die Fähigkeit zu erholsamem Schlaf vermindern. Weiter gehört natürlich in diese Gruppe, die an sich selbst gelegentlich beobachteten und evtl. aus den unterschiedlichsten Gründen aufgetretenen Schlafstörungen könnten die Folge

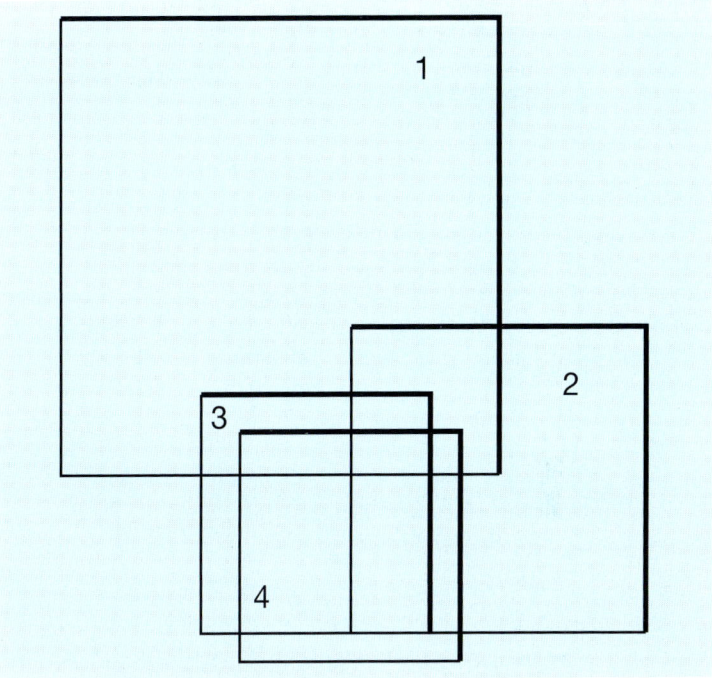

Abb. 7. Zusammenhänge der verschiedenen Schlafstörungen. *1* Körperliche Ursachen, *2* Umweltbedingung, *3* Einstellung, *4* Hirneffekt

einer ernsthaften Erkrankung sein. Hier will man sich dann oft zum Schlafen zwingen, was dann erst recht nicht klappt.

Lerneffekte. Genau wie eine Reihenfolge von Handlungen (etwa die abendliche Toilette, Lesen, den „Tag noch einmal durch den Kopf wandern lassen") wegweisend für eine erholsame Nachruhe sein kann, können auch Lerneffekte das Einschlafen erschweren oder gar verhindern. Manche Patienten z. B. *wissen* ganz genau, daß sie in einem Hotel niemals schlafen werden können – sie können es dann auch wirklich nicht. Störungen im normalen Ablauf vor dem Schlafengehen führen in der Folge so zu Schlafstörungen.

Die *Behandlung* bei beiden letztgenannten Ursachengruppen wird in der Regel psychotherapeutisch ausgerichtet sein, evtl. begleitet von einem beruhigenden und entspannenden Medikament.

Eine sehr große Gruppe von Schlafstörungen wurde bisher nicht erwähnt. Sie gehört zu allen Gruppen, hat überall ihre Anteile. Eigentlich ist ihr auch kein eigener Krankheitswert beizumessen, da diese Gruppe von Störungen passagerer Natur ist und normalerweise nicht als besonders belastend erlebt wird. Es handelt sich um Einschlafstörungen im Gefolge von oder vor emotional belastenden Situationen wie Prüfungen am nächsten Tag, Klassenausflug, Streit mit dem Partner am Abend, Mitteilung der Bank, daß das Konto überzogen und sofort auszugleichen sei. Hier wird man vorübergehend – halten die Schlafstörungen an und werden sie als belastend empfunden – kurzfristig ein Schlafmittel verschreiben können.

Vor Verordnung eines Schlafmittels (Hypnotikum) sollte aber immer durch eine *Stufentherapie* versucht werden, die Schlafstörungen anders anzugehen:

Stufe 1: Hier sollten die störenden Einflüsse beseitigt werden. Kann dies nicht gelingen (die gleißende Straßenlaterne vor dem Schlafzimmerfenster wird sich wohl schwerlich mit ein paar Handgriffen aus der Welt schaffen lassen), so sollten „Überwindungsstrategien" überlegt werden (hier z. B. durch Rollos oder Verlegung des Schlafzimmers).

Stufe 2: Reicht eine Änderung der Lebensgewohnheiten oder störenden Einflüsse nicht aus, so sollten einfache Maßnahmen wie abendliches Spazierengehen, ein warmes Fußbad, Unterarmwechselbäder, Wärmflasche u.a.m. ausprobiert werden. Immer muß im Vordergrund stehen, durch äußere Maßnahmen entspannender Art das Vegetativum zu beruhigen

Stufe 3: Als nächste Stufe kann eine Medikation mit leichten, zumeist pflanzlichen Stoffen wie Baldrian oder Johanneskraut versucht werden.

Stufe 4: Erst wenn alle Schritte bis hierher keinen Erfolg gebracht haben oder das Schlafproblem so drängend ist, daß eine rasche Lösung erforderlich scheint, sollte auf Schlafmittel zurückgegriffen werden. Hier bieten sich dann die zumeist rezeptfreien Antihistaminika wie Diphenhydramin oder die verschreibungspflichtigen Benzodiazepine an.

Viele Psychotherapeuten fühlen sich bei der Verschreibung eines Schlafmittels zur Vermeidung weiterer Schlafstörungen unwohl: das Krankheitsbild kann durch das Medikament „maskiert" werden; zu oft werden auch Hypnotika als Therapieersatz verordnet; zudem besteht auch eindeutig die Gefahr, daß der Patient durch das Medikament von der Lösung seines Problems behindert wird.

Allerdings kann man das Problem auch andersherum auffassen: Die Schlafstörung kann so gravierend sein, daß sie das ganze Denken beherrscht. Dann erst wird dem oder der Betroffenen durch das Schlafmittel der Weg frei zur Bekämpfung des Problems, das hinter der Schlaflosigkeit steht.

Hier den richtigen Weg zu finden, gibt es keine Patentrezepte!

Angst

Allgemeine Merkmale

Angst ist ein Gefühl, das jeder kennt und das uns hilft, in bestimmten Situationen unser Leben zu erhalten. Angst ist eine natürliche Warnung vor einer Gefahr. Sie versetzt unseren Körper in eine Alarmhaltung, stellt also das Körpergeschehen auf kurzfristig einsetzbare Energien um. Dadurch kommt es auch zu motorischen Äußerungen in Gestik und Mimik sowie zu vegetativen Erscheinungen wie Schweißausbrüchen, Herzrasen oder auch nur zu starkem Herzklopfen mit gelegentlichen Extraschlägen, Änderungen des Blutdrucks, schreckgeweiteten Augen und anderem mehr.

> Die Angst vor einem Gegenstand oder einer Situation nennen wir **Furcht**;
> ein **Schreck** ist eine plötzliche, alarmierende Angst;
> als **Panik** bezeichnen wir die höchste Alarmstufe, die zu einem „desorganisierten", also kopflosen Verhalten führt.[5]

---

[5] Das Wort **Panik** stammt übrigens vom griechischen Waldgott *Pan*, der auch die gleichnamige Flöte erfunden haben soll. Pan schlich leise durch den Wald und erschreckte dann harmlose Wanderer, die in **panischem** Schrecken flohen.

Angst kann aber auch krankhaft sein, sowohl in der Häufigkeit des Auftretens, in der Beziehung zum Objekt der Angst als auch in ihrer Stärke. Die Angst kann für den Betroffenen so übermächtig werden, daß sie Denken und Tun bestimmt und die anderen Seiten des Lebens nahezu vollständig ausblendet oder verdeckt.

Die Angst kann sich körperlich äußern, wie z. B. beim *DaCosta-Syndrom;* das sich äußert durch Herzrasen, Harnflut und eine Hyperventilationstetanie. Hier kann Angst sowohl Auslöser sein als auch „Weiterunterhalter": Die Angst vor einem Objekt z. B. Spinnen, bewirkt Herzrasen und subjektive Luftnot; hieraus entsteht neue Angst mit den gleichen, nun verstärkten Symptomen usw. Wird dieser Kreislauf oder – richtiger noch – diese Spirale nicht irgendwann unterbrochen, so führt sie irgenwann unweigerlich zum Kollaps (Effort-Syndrom oder -Synkope).

Internistitsche Erkrankungen, die u. U. Angst als zentrales Syndrom – verbunden mit einer Bluthochdruckkrise – aufweisen, sind das *Phäochromozytom,* das *Karzinoidsyndrom, Conn-Syndrom, Hyperthyreose, Cushing-Syndrom* u. a. Oft erleben wir andere Krankheiten so übermächtig und fremd, daß die daraus entstehende Angst das Krankheitsbild noch verschlimmert.

Sigmund Freund und die Angst

Psychopathologisch können wir krankhafte Angst ohne körperliche Begleiterkrankungen einteilen in
- *Angstneurosen*[6] ohne gegenständlichen Bezug (sog. *frei flottierende Angst* nach **Freud**) und
- *Phobien* als Oberbegriff für gegenständliche Angst (Angst vor Gegenständen oder Situationen).

Angstneurosen. Sigmund Freud beschrieb bereits 1895 die Angstneurose mit einem auch heute noch gültigen Konzept. Diese Angstneurosen sind diffuse, also unklar abzugrenzende Angstzu-

---

[6] Unter Neurosen im allgemeinen können wir eine gestörte Verarbeitung von Konflikten verstehen.

stände von wechselnder Intensität und machen sich klinisch bemerkbar durch:
- allgemeine Reizbarkeit und Überempfindlichkeit;
- ängstliche Erwartung [„ein Quantum Angst (ist) frei flottierend vorhanden"];
- Angstanfälle;
- vegetative Störungen im Zusammenhang mit der Angst (Herzklopfen, Luftnot, Schweißausbrüche);
- nächtliches Aufschrecken (Pavor nocturnus);
- Schwindelphänomene;
- phobische Phänomene;
- viszerale (= Eingeweide-, Bauch-) Beschwerden;
- Parästhesien;
- Tendenz zur Chronifizierung (also zur Dauerhaftigkeit).

Auch neuere Wissenschaftler konnten diesem Konzept nichts Neues hinzufügen.

Phobien. Als eine Phobie bezeichnet man eine an einen Gegenstand oder eine Situation gebundene Angst, also genau: eine „Furcht vor …". Eine Phobie zeichnet sich nach **Sven O. Hoffmann** durch folgende Merkmale aus:
- Unverhältnismäßigkeit der Angst bezüglich der wirklichen Situation;
- diese Angst kann nicht durch Vernunft erklärt oder beseitigt werden;
- sie unterliegt nicht der Willenskontrolle;
- sie führt zu einer deutlichen Einschränkung des täglichen Lebens.

Die Phobien lassen sich in 3 „Störungsadressen" oder Inhalte aufteilen, wobei auch hier die noch gültige Beschreibung alt ist und nur durch neuere Begriffe angepaßt wurde. **Pierre Janet** beschrieb schon 1903 die phobischen Themen folgendermaßen (in Klammern die neueren Bezeichnungen):

- *Angst vor bestimmten Gegenständen (einfache Phobie):*
  Hierzu gehört die Spinnenangst, Katzenangst, Angst vor scharfen Gegenständen usw.
- *Angst vor Situationen (Agoraphobie):*
  Hier ist das Hauptmerkmal die nicht erklärbare Angst, die vertraute Umgebung zu verlassen. Themen können sein: Menschenansammlungen, geschlossene Räume, steile oder enge Straßen usw. Oft kommt es zu einer Panik, wenn die Situation nicht vermieden werden kann.[7]
- *Sozialangst (soziale Phobie):*
  Hier betrifft die Phobie die Angst, anderen als böse, ungeschickt, dumm oder dergleichen zu erscheinen. Die bekannte „Erythrophobie", die Angst vor dem Erröten, fällt in diesen Bereich.

Angst aus Angst, allein zu sein?

Wir stellen uns folgende Situation vor: Es naht eine Prüfung (möglicherweise ja die zum Krankenpflegeexamen), vor der wir fast alle ein wenig Angst haben. Hier hilft uns diese Angst, uns vermehrt auf das Lernen zu konzentrieren, sie motiviert uns. Mit zunehmendem Wissen vermindern sich Angst und Spannung, bis wir zwar mit Herzklopfen, insgesamt aber doch gefaßt („Ich weiß, was ich kann.") in der Prüfung sitzen. (Es gibt ja solche Prüfungsmenschen, die diesen Nervenkitzel sogar geradezu genießen.) Bei der (krankhaften) Prüfungsangst geschieht das Gegenteil: Wir werden immer unsicherer, am Prüfungstag selbst erleiden wir vielleicht sogar einen „Blackout"[8], also eine Blockierung unserer geistigen Fähigkeiten.

Beide Situationen kennen wir, und wir wissen aus Erfahrung, wie wir sie einzuschätzen haben und wie wir damit umgehen müssen.

---

[7] Der Begriff „Agoraphobie" bezeichnet ursprünglich die Angst vor freien, großen Flächen und Plätzen (die eigentliche „Platzangst"), gilt jetzt aber allgemein für situationsbedingte Phobien.

[8] Eigentlich „ausblenden". Dieser Prüfungsblackout geht mit hoher Angstladung einher. Dieser Blackout ist anders zu werten als der bekannte Blackout von Politikern vor Untersuchungsausschüssen oder manchmal auch Zeugen vor Gericht. Dieser Unterschied ist wichtig!

Anders sieht es aber bei dem jungen Mann oder der jungen Frau aus, die vor Angst nicht schlafen können, die Alpträume haben, dauernd in innerer Spannung leben und evtl. dazu noch Beschwerden äußern, die an eine Thyreotoxikose (Schilddrüsenüberfunktion) oder an ein Abdominalsyndrom (unklare Oberbauchbeschwerden) erinnern.

Eine genaue körperliche Untersuchung muß in solchen Fällen dringend durch ausführlichste Gespräche ergänzt werden, die das gesamte körperlich-seelische Leben umfassen – also insbesondere die frühkindliche Entwicklung, sexuelles Reifen und Erleben, familiäre, berufliche und private Situation. Meist werden hierzu mehrere Sitzungen benötigt.

Neuere Untersuchungen scheinen die Überlegung zu unterstützen, daß diese diffuse, generalisierte Angst ganz vorwiegend in der Bedrohung oder auch der Furcht vor dem Verlust gefühlsmäßiger Beziehungen begründet liegt. Es ist auch gar nicht so schwer, hier eine gedankliche Verbindung herzustellen: Diese Angst drückt letztlich die Furcht davor aus, nicht geliebt oder anerkannt zu werden. Sie verschiebt sich in Bereiche, die zunächst besser kontrollierbar erscheinen (z. B. die Dunkelheitsangst: ein Druck auf den Lichtschalter kann die aktuelle Angst verhindern) und auch logisch besser erklärbar sein mögen („Ich habe mich als Kind in der Dunkelheit einmal so fürchterlich erschrocken, seitdem ist das so, ich kann auch gar nichts dagegen tun".). Hinter einer hyperthyreose-ähnlichen Erkrankung oder hinter funktionellen Oberbauchbeschwerden kann sich eine gegenständliche Angst verstecken, die ihrerseits eine starke Trennungsangst oder Angst vor dem Partnerverlust verbirgt. Hier liegt eine sehr enge Verwandtschaft zur Depression vor (s. unten).

Die *Behandlung* wird in erster Linie psychotherapeutisch, meist verhaltenstherapeutisch sein. Der Patient soll lernen, aktiv seiner Angst zu begegnen. Die häufigste Technik ist hierbei die *Desensibilisierung*, die wir ja dem Prinzip nach auch in der Allergiebehandlung einsetzen: Bei der Angstbehandlung allerdings stellt der Patient eine Liste der angsterregenden Situationen bzw. der Gegenstände von der schwächsten bis zur intensivsten auf (= sog. Angsthierarchie). Nacheinander stellt er sich jeden angsterregenden Reiz in Zusammenhang mit einem angenehmen Reiz oder während einer angenehmen Situation vor, die stark genug sein muß, die Angst aufzuheben. Im Zusammenhang mit Muskelentspannung, Hypnose oder Medikamenten, insbesondere Benzodiazepinen, kann der Patient lernen, sich auch bei Angst zu entspannen. Nach dem reinen Vorstellen werden die Situationen dann in der Wirklichkeit unter denselben Bedingungen durchgespielt, bis auch hier die angenehmen Reize die Angstreize überdecken.

Eine Neurose ist immer in erster Linie – in allererster Linie sogar – psychotherapeutisch anzugehen (im Gegensatz zu der Psychose). Medikamente sollten, wenn wirklich unvermeidlich, immer nur Begleitung sein. Andererseits müssen wir uns aber auch die Situation eines Phobikers vor Augen führen, der ein Leben wie ein Behinderter führen muß, weil er vor Angst seine Wohnung nicht verlassen, keine Freundschaften oder anderen sozialen Kontakte pflegen kann, ja noch nicht einmal selbst einzukaufen in der Lage ist. Hier muß wahrscheinlich auch medikamentös eingegriffen werden, damit der Patient überhaupt erst in die Lage versetzt werden kann, seinen phobischen Zuständen endlich den Kampf anzusagen. Bei aller Vorsicht gegenüber Psychopharmaka sollte man doch immer auch die Kehrseite der Medaille sehen, nämlich die nicht genügend energischen und hilflosen Patienten, die noch nicht einmal in der Lage sind, ihren Phobien entgegenzutreten.

Medikamentöse Therapie

Zur Zeit gibt es **26 verschiedene** Benzodiazepine auf dem Markt. Prinzipiell wirken alle Benzodiazepine gleich, d. h. für 26 verschiedene Substanzen gibt es beileibe nicht 26 verschiedene Indikationen. Die Unterschiede in der Anwendung beziehen sich hauptsächlich auf die verschiedenen Halbwertszeiten.

Da Benzodiazepine auch ein Suchtpotential in sich bergen, muß vor Beginn der Behandlung Klarheit herrschen über:

- die Indikation,
- das therapeutische Ziel,
- die Behandlungsdauer.

Außerdem ist es ganz wichtig, die sog. *Compliance* abzuschätzen; darunter versteht man ganz altmodisch und überhaupt nicht auf der Höhe der Zeit auf deutsch die **Zusammenarbeit zwischen Patient, Arzt und Pflegepersonal**. Wie sieht sie z. B. bei einem ehemals Drogenabhängigen oder einem Alkoholiker aus? Aus diesem Gedanken ergibt sich die sog. *„Drei-K-Regel":*

- klare Indikation,
- kleine Dosis,
- kurze Anwendung.

Abhängigkeiten

Das Problem dürfte ganz allgemein sein, daß Benzodiazepine *nicht zu häufig*, sonder *zu lange* verordnet werden. Jedoch müssen sie auch bei längerer Anwendung langsam ausschleichend und nicht plötzlich abgesetzt werden. Bei einem plötzlichen Absetzen kann es nämlich dazu kommen, daß die Aktivität der durch die Benzodiazepine „verwöhnten" GABA nicht mehr ausreicht – es kommt zur Entzugssymptomatik. Kritisch kann dies bei einem sog. „verzögerten Entzug" werden, der nicht leicht zu erkennen ist.

Eine mögliche Benzodiazepin-Abhängigkeit ist v. a. psychisch zu sehen. Benzodiazepine können das Leben wie durch eine rosa Brille erscheinen lassen, eine Auseinandersetzung mit persönlichen

Problemen braucht eigentlich gar nicht mehr stattfinden. Je wacher dieser Effekt erlebt wird, desto eher wird man sich an die Pillen halten wollen, ohne die Dosis erhöhen zu müssen (was ja das Kennzeichen der Sucht sonst ist). Man fand für diese Erscheinung das herrliche neudeutsche Wort „low-dose dependency", also eine Abhängigkeit bei bereits niedriger Dosierung.

Die Rolling Stones wußten in ihrem Song „Mother's little helpers" schon einiges: „Doctor, please, some more of these ... outside the door she took some more."

Diese Form der Abhängigkeit wird besonders von *Tavor* und *Lexotanil* berichtet. Zusätzlich kann natürlich auch noch das Verlangen eintreten, mit mehr oder anderen Tabletten (insbesondere Schmerzmitteln) oder höheren Dosierungen noch stärker ruhig und zufrieden zu werden. Diese Erscheinung nennt man **Polytoxikomanie**, nämlich die Abhängigkeit oder Sucht von mehreren bis zu einer Vielzahl von Medikamenten. Insbesondere bei Streß in beruflicher oder privater Hinsicht könne dieses Verlangen bemerkt werden.

Spitzenpolitiker oder -manager gelten als besonders gefährdet. In der Tat könnte es aber so sein, daß diese Personenkreise sogar weniger gefährdet sind als andere Gruppen: Wer sich so weit nach oben geboxt hat, mit „Ellenbogen" arbeiten mußte, der ist dann vielleicht weniger ansprechbar für Benzodiazepine, da er den Reiz und die Hektik nun als **Eustreß** (wörtlich: „guter Streß"), als Herausforderung erlebt – und braucht!

Andererseits aber gibt es – vorausgesetzt, diese Überlegungen stimmen bis hierher – 2 Personenkreise, die schon eher zu Benzodiazepinen greifen würden: die sog. „mittleren Führungskräfte", für die beruflicher Ärger eher zum **Disstreß**, zum Ärger, wird, ohne daß sie viele Chancen sehen, durch den Streß in der Hierarchieleiter weiter zuklettern. Möglicherweise haben sie ja auch bereits das *Parkinson-Gesetz* erfüllt: Jeder steigt solange in der Hierarchie auf, bis er die Stufe erreicht hat, auf der er seine Inkompetenz nicht mehr verbergen kann (z. B. der hoffnungsvolle Jungassistent bewährt sich hervorragend als Stationsarzt, noch gut als Oberarzt, scheitert aber kläglich als Chefarzt). Auch hier steigt Disstreß auf.

Dann gibt es auch noch Personen, die eben gar keine Aufregung haben, dafür aber an Schlaflosigkeit, Kopfschmerzen, Unruhe leiden. Oft fehlt jeder äußere Reiz, leider wird dann zu oft versucht, diese Leere mit Tabletten, insbesondere Benzodiazepinen, versuchsweise aufzufüllen. *Valium* galt ja in den 60er Jahren, als vielen der Traum vom Häuschen im Grünen erfüllt wurde, geradezu als der „Grüne-Witwen-Tröster". Auch der schon angesprochene Song der Rolling Stones berichtet davon.

Die Entstehung einer Tablettensucht auf zwei oder drei Faktoren zurückzuführen, wäre zu einfach – meist ist das schlichtweg falsch. Es müssen mehrere Umstände zusammentreffen. Für unsere Überlegungen, für uns selbst aber bleibt zusammenzufassen:

- Benzodiazepine können bereits in niedriger Dosis Sucht und Abhängigkeit erzeugen.
- Benzodiazepine werden kaum zu hoch, dafür aber oft zu lange verordnet.
- Eine klare Indikation hilft Abhängigkeiten vermeiden.
- Nicht jede Schlaflosigkeit ist benzodiazepinbedürftig.
- Benzodiazepine verändern unser Empfinden, letztlich uns selbst: *ihr Einsatz ist kritisch zu sehen.*
- Andererseits sind Benzodiazepine oft unersetzlich, *eine nur abwehrende Haltung hilft dem Leidenden nicht.*

Das ist nämlich die Kehrseite der Medaille: die bekannte, bei genauer Betrachtung aller Vorsichtsmaßnahmen aber eher unwahrscheinliche Suchtmöglichkeit führte im Pendelgegenschlag dazu, daß in vielen Bereichen Patienten eher zu vorsichtig, bisweilen sogar ängstlich mit der Einnahme sind.

Psychopharmaka oder lieber Plazebos?

Medikamente allgemein, psychotrope insbesondere, sollten wie *Krücken* gebraucht werden: in bestimmten Situationen, zu bestimmter Zeit brauchen wir sie, später nicht mehr. Niemand käme auf die Idee, auf einen Gipsverband zu verzichten, weil sich der

Körper auch ohne zu helfen wissen müsse. Selten wird es auch so sein, daß der Kurzsichtige auf seine Brille verzichtet, die er eigentlich nötig hat, weil es ja auch anders gehen müsse. Und wenn wir die Seele als das eine, den Körper als das andere Bein einer seelisch-körperlichen Einheit verstehen, dann muß auch eine, wohlgemerkt: *vorübergehende* „Gehhilfe" in Form von Psychotherapie oder Psychopharmaka grundsätzlich möglich sein, ohne sich gleich dem Vorwurf der „Seelenverbiegerei" auszusetzen.

Schwierig wird es allerdings dann, diese Linie konsequent weiterzuverfolgen, wenn Psychopharmaka eben nicht mehr als „Krücke", sondern bereits als „Zubehör" verstanden werden, wie Kaffee und Zigaretten. Schwestern und Pfleger kennen die Situation, daß ein Patient ein bestimmtes Medikament zum Schlafen fordert. Auf die Frage, weshalb, wird häufig geantwortet: „Ja, ich nehme es doch schon so lange." Dann wird es natürlich schwierig, für die relativ kurze Zeit, in der ein Patient im Krankenhaus bleibt, die Frage nach der Notwendigkeit grundsätzlich zu klären.

Ein Patentrezept zur Lösung dieser Frage gibt es nicht, ein *Ausweichversuch* aber wäre die Gabe eines sog. *Plazebos*, einer Tablette oder Pille ohne Wirkstoff. Man kann es zumindest auf diese Weise probieren – will man sich der Auseinandersetzung nicht stellen, das gewünschte Medikament aber auch nicht verordnen. Als eine sehr fromme Täuschung gilt auch der Versuch, den Wirkstoff aus Kapseln zu entfernen. So lassen sich z. B. *Tranxilium*-Kapseln gut öffnen, ausschütten und wieder verschließen.

> Diese Idee ist allerdings moralisch anfechtbar: Man täuscht dem Patienten etwas vor, was mit Wärme und Echtheit sicher nichts mehr zu tun hat. Dem Patienten wird der Eindruck vermittelt, daß man sich um sein Anliegen ernsthaft kümmert – und er bekommt leere Tabletten (wahrscheinlich noch unter verstecktem Spott der Mitarbeiter). Da ist es sicher ehrlicher – aber auch belastender – den Konflikt auszutragen.

Der Engagierte oder: So kann's auch kommen

Ein Freund von uns, der während des Studiums Nachtdienste in einem Krankenhaus machte, hat allerdings genau das Gegenteil erfahren. Zur Übergabe wurde ihm von einer Patientin berichtet, die so auf ihre abendliche Schlafinjektion fixiert sei, daß sie ohne den Einstich nicht einschlafen könne. Schon lange mache man sich nicht mehr die Mühe, ihr eine wirkliche Injektion, sei es auch nur mit Kochsalz, zu geben – sie bekomme lediglich eine Kanüle in den Muskel gedrückt und schlafe danach wunderbar. Unserem Freund als angehendem Psychiater widerstrebte dies; er lehnte diese unaufrichtige Behandlung ab und begann, andere Möglichkeiten mit der Patientin zu diskutieren. Allerdings gab er bereits nach 2 Nächten mit etwa viertelstündigem „Klingeln" entnervt auf: Zur dritten Nachtwache kam er gleich mit der Kanüle ins Patientenzimmer.

Selbsttötungen

Ein wichtiges Thema ist; „Benzodiazepine und Suizid". Da Benzodiazepine trotz Verschreibungspflicht doch so relativ leicht zu besorgen sind, werden sie oft zum Versuch der Selbsttötung mißbraucht. Wir sollten uns allerdings ernsthaft von der unbegründeten Vorstellung verabschieden, daß – wer ernsthaft Suizid begehen wolle – keine Tabletten nehme und umgekehrt. Zum einen ist diese Ansicht grundsätzlich falsch, zum anderen begeben wir uns damit dem Patienten gegenüber in eine arrogante und zurückhaltende Haltung.

> Jeder Suizidversuch muß als ernsthaft gemeint angesehen werden, ausnahmslos jeder.

Glücklicherweise sind „erfolgreiche" Suizide mit Benzodiazepinen extrem selten, eigentlich kaum bekannt. Dafür sind sog. „Mischintoxikationen" mit anderen Stoffen, insbesondere mit Alkohol, um so gefährlicher. Hier gilt immer allerhöchste Vorsicht. Je nach Lage und Befindlichkeit des Patienten bieten sich folgende Vorgehensweisen an (nach Matussek u. Hippius 1984, S. 87):

- Bei *normaler Atmung*:
  Patienten ausschlafen lassen!

- Bei *Verdacht auf Einnahme größerer Mengen*:
  Nach frühzeitiger Entdeckung: Magenspülung, Gabe des Antagonisten Flumezanil (*Anexate*).
- Bei *erheblichem Blutdruckabfall*:
  Stützung des Kreislaufs durch Volumenauffüllung und Kreislaufmittel vom Noradrenalin-Typ.
- Bei *Ateminsuffizienz*:
  Assistierte Beatmung.
- Bei *Verdacht auf Mischintoxikation*:
  Vorsicht!! Viel gefährlicher als reine Benzodiazepin-Intoxikationen! Einweisung in eine Klinik mit Intensivstation und Möglichkeiten zur Infektprophylaxe, forcierter Diurese, Hämodialyse und Peritonealdialyse.

Während es Berichte gibt, denen zufolge 1000 mg Nitrazepam (entsprechend 200 Tbl. *Mogadan*), 2000 mg Diazepam (entsprechend 400 Tbl. *Valium 5*) oder andere, abenteuerlich klingende Mengen von Benzodiazepinen – in suizidaler Absicht genommen – überlebt wurden, sieht die Angelegenheit beim Triazolam (*Halcion*) anders aus. Es wurde von Todesfällen berichtet, die allein von einer Halcion-Intoxikation herrühren sollen, währen die *alleinige* Einnahme eines anderen Benzodiazepins zumeist nicht ausreichend ist.

Kontraindikationen

Bevor wir ein Medikament verordnen oder übergeben (z. B. bei der sog. „Nachtmedizin"), sollten wir über die spezifischen Wirkungen dieser Substanz Bescheid wissen. Die Pharmawerbung verspricht, wie wir gesehen haben, z. Z. 26 verschiedene Anwendungsbereiche für Benzodiazepine. Rechnen wir die Nachahmer noch hinzu, so haben wir die Wahl zwischen über 80 verschiedenen Benzodiazepin-Präparaten und die Qual von ebensoviel Werbung.

Wenn wir aus den 4 Hauptwirkungen der Benzodiazepine die zutreffenden Indikationen abgeleitet haben, stellt sich die Frage nach den *Kontraindikationen*, also den Bereichen, in denen diese Medikamente entweder *keinesfalls* oder nur unter *besonders strenger Abwägung* der Vor- und Nachteile gegeben werden dürfen.

Es gibt 3 *absolute Kontraindikationen*:

- Myastehnia gravis (krankhafte Muskelschwäche);
- Intoxikationen mit Alkohol oder anderen zentral dämpfenden Medikamenten;
- bekannte weitere Abhängigkeit von Drogen, Alkohol oder anderen Medikamenten (Suchtverlagerung!); *es sei denn,* Benzodiazepine werden entziehungsbegleitend gegeben.

Weiter sollten Benzodiazepine *nicht eingenommen werden*

- während Schwangerschaft oder Stillzeit,
- bei ataktischen Erkrankungen (Verstärkung der Gangunsicherheit),
- bei schwerem Leberschaden (Verlängerung der Wirkung),
- bei deutlichen Atemstörungen,
- bei Atempausen während des Schlafs (Schlafapnoe),
- generell bei älteren, insbesondere Hochdruckpatienten.

Benzodiazepine dürfen zudem *nicht* gegeben werden *zur alleinigen* Bekämpfung von Schmerzen nach dem Motto: „Wenn ich mein Valium schlucke, verschlafe ich wenigstens meine Schmerzen". – Das genaue Gegenteil ist nämlich richtig.

Vom Hirn aus werden hemmende Impulse auf die Schmerzweiterleitung gegeben, die mit dem *Wachheitsgrad* gekoppelt sind. Das ist ganz einsichtig und von der Natur zur Erhaltung des Lebewesens auch sehr sinnvoll bedacht: im Kampf auf Leben und Tod, wie er sich in der Natur so oft darstellt, dürfen kleinere und auch mittlere Verletzungen nicht vom Abwehrhalten ablenken. Das soll heißen: Schmerzen dürfen – zumindest vorübergehend – nicht das Verhalten während der Verteidigung des Lebens so verändern, daß diese Verteidigung überflüssig wird, weil man bereits gefressen wird, während man nach einem Pflaster für die blutende Hand sucht.

Benzodiazepine nun beeinflussen den Wachheitsgrad und damit die körpereigenen Möglichkeiten zur Schmerzbekämpfung. Auch dies geht über eine Steuerung des *limbischen Systems*.

Wir sehen also, daß der Körper sich in sehr vielen Bereichen zumindest zum Teil selbst helfen kann und daß die Einnahme von bestimmten Medikamenten ohne sorgfältige Überlegung *schaden kann*.

Die wichtigsten Benzodiazepine auf einen Blick

Haben wir diese Bereiche genügend überdacht, stellt sich nun die Frage, welches der bekannten Benzodiazepine zu nehmen sei. Deshalb wollen wir in Kurzportraits die bekanntesten und am meisten gebrauchten Benzodiazepine, alphabetisch geordnet nach ihrem Freinamen (= Arzneistoff), vorstellen.[9]. Dabei wollen wir uns auch bewußt *keiner eigenen Meinung* zu bestimmten Medikamenten enthalten!

Alprazolam
P: *Tafil.* TRD: 2-bis 3mal 0,25–0,5 mg. HWZ: bis zu 30 h.

Anwendungsbereiche: angegeben sind Angst, neurotische Depressionen. Benzodiazepine bewirken aber keine echte Depressionslösung (auch wenn manche Autoren dies so darstellen), sondern *hemmen* durch Sedation unterschiedlichen Ausmaßes nur die Symptome. Wir sehen im Alprazolam keinen echten therapeutischen Fortschritt.

Bromazepam
P: *Lexotanil* u.a. TRD: 3–6 mg. HWZ: bis zu 20 h.

Anwendungsbereiche: Angst, innere Unruhezustände. *Problemmedikament.* Einen echten Indikationsbereich gibt es unserer Meinung nach für Bromazepam *nicht*. Das Abhängigkeitsrisiko scheint bei Bromazepam besonders hoch zu sein.

Brotizolam
P: *Lendormin.* TRD: 0,125–0,5 mg. HWZ: bis zu 3 h.

Ultrakurzwirksames Benzodiazepin. Insbesondere bei Ein- und Durchschlafstörungen gute Wirkung. Kein „Hang-over"-Effekt am nächsten Morgen. *Vorsicht*: Bei älteren Patienten können nach zu langer Einnahme und/oder plötzlichem Absetzen Verwirrtheitszustände auftreten.

---

[9] Abkürzungen: TRD = Tagesrichtdosis; HWZ = Halbwertszeit; P = Präparat, geschützter Medikamentenname (kursiv).

Chlorazepat (auch: Dikaliumchlorazepat)
P: *Tranxilium.* TRD: 10–50 mg, stationär auch höher. HWZ: bis zu 200 h.

Eigentlich wirksamer Bestandteil des Clorazepats ist Nordiazepam = *Tranxilium N.* Bei Angst, Unruhe, insbesondere wenn ein ausgiebiger sedierender Effekt erwünscht ist, z. B. als präoperative Medikation. Dem Wirkprofil nach sehr ähnlich wie Diazepam.

Chlordiazepoxid
P: *Librium.* TRD: 5–50 mg. HWZ: bis zu 200 h.

Der Oldtimer unter den Benzodiazepinen. Kann gut angewandt werden bei Angst und innerer Unruhe, weniger sedierend. Eventuell als Adjuvans (= Unterstützung) bei psychotischen Erkrankungen. Das Kombinationspräparat *Limbatril* (= Chlordiazepoxid und Amitriptylin) ist *nicht* geeignet, da der Amitriptylin-Anteil bei depressiven Syndromen fast immer zu niedrig ist.

Clobazam
P: *Frisium.* TRD: 20–60 mg. HWZ: etwa 75 h.

Gilt als „Tagestranquilizer", der angeblich nicht müde macht: Der Werbetext hierzu stammt aber noch aus der Zeit, in der wohl blindlings allem Schriftlichen geglaubt wurde. Der sedierende und muskelrelaxierende Effekt soll geringer sein als der von Diazepam.

Clonazepam
P: *Rivotril.* TRD: 0,5–2 mg. HWZ: bis zu 40 h.

Clonazepam gilt als Antiepileptikum und wird zur Langzeittherapie genutzt. Wenig sedierender Effekt.

Diazepam
P: *Valium.* TRD: 2–40 mg, stationär auch höher. HWZ: bis zu 200 h.

Anwendungsbereiche: Angst, innere Unruhe, als Muskelrelaxans, zum gelegentlichen (!) Schlafanstoß, zur Notfallbehandlung beim epileptischen Anfall, als Adjuvans zur vorübergehenden Sedierung und Muskelentspannung nach Herzinfarkt. – Diazepam ist *das* Benzodiazepin schlechthin, als Notfallmedikament unentbehrlich und kann gut rektal oder parenteral gegeben werden.

Diazepam selbst ist, je nach Konservierung, ein sehr venenreizender Stoff; *diazepam-ratiopharm* z. B. enthält zur Konservierung 12,7% Äthanol, was für die Schmerzen bei i.v.-Gabe verantwortlich gemacht wird. Bei parenteraler Gabe wären da *Valium MM* oder ein mit Sojaöl zubereitetes Präparat wie *Diazemuls* besser.

Flunitrazepam
P: *Rohypnol.* TRD: 0,5–2 mg. HWZ: etwa 50 h.
Bei Ein- oder Durchschalftstörungen, parenteral in der Anästhesie, Intensivmedizin und zur Prämedikation. Beliebt als Ausweichdroge bei Fixern („Ruppy"). Medikament, das nur nach sehr kritischer Abwägung gegeben werden sollte. Im Gegensatz zu der Meinung, daß Benzodiazepine hauptsächlich durch die Halbwertszeit unterschiedlich sind, stehen Flunitrazepam und Triazolam (s. unten), denen u. U. eigene halluzinogene Wirkungen nachgesagt werden. Durch die Einführung des Midazolams auch in oraler Form ist Flunitrazepam eigentlich entbehrlich geworden. Zumindest also ein Problemmedikament.

Flurazepam
P: *Dalmadorm.* TRD: 15–30 mg. HWZ: bis zu 250 h.
Bei Schlafstörungen, Vorsicht aber wegen der extrem langen HWZ. Bei älteren Patienten nicht anzuwenden.

Lorazepam
P: *Tavor.* TRD: 0,5–5 mg (ca. 1/4 der Dosis für Diazepam). HWZ: etwa 24 h.
Starke angstlösende Wirkung, für Einzelfälle unverzichtbar, insgesamt jedoch ein Problemmedikament. Mit Lorazepam behandelte Patienten weisen häufig das sog. „Tavorlächeln" auf. Weniger muskelrelaxierende Eigenschaften (Dosisfrage?) als z. B. bei Diazepam.

Lormetazepam
P: *Noctamid.* TRD: 0,5–1 mg. HWZ: bis zu 15 h.
Bei Ein- und Durchschlafstörungen, kaum Überhangeffekte am nächsten Morgen.

Nordiazepam

Siehe Chlorazepat; Nordiazepam gilt als dessen Hauptwirkstoff.

Oxazepam

P: *Adumbran.* TRD: 10–50 mg. HWZ: bis zu 15 h.

Oxazepam ist das Endprodukt vieler im Körper verstoffwechselter Benzodiazepine. Wegen der relativ kurzen HWZ als Ein- und Durchschlafmittel geeignet. Die Kombination mit dem angeblich die Bildung von Kollateralen der Herzkranzgefäße fördernden Dipyridamol (*Persumbran*) ist therapeutisch unsinnig.

Temazepam

P: *Planum.* TRD: 10–40 mg. HWZ: bis zu 15 h.

Ein Benzodiazepin, das ebenfalls das Endprodukt vieler im Körper verstoffwechselter Benzodiazepine ist. Gut verträgliches Medikament bei Ein- und Durchschlafstörungen mit HWZ ohne Hinweis auf Überhangeffekte. In kleineren Dosen auch möglich zur Anxiolyse. Die Substanz macht eine Darreichung in Kapselform notwendig.

Tetrazepam

P: *Musaril.* TRD: 50–400 mg. HWZ etwa 18 h.

Aus nicht genauer verständlichen Gründen gilt Tetrazepam vornehmlich als Muskelrelaxans ohne andere Indikation. Tetrazepam ist allerdings sehr viel weniger erprobt, sehr viel teurer und dann noch weniger relaxierend als Diazepam. Eine echte Indikation kann nicht erkannt werden: entbehrliches Medikament!

Triazolam

P: *Halcion.* TRD: 0,125–0,5 mg. HWZ bis zu 5 h.

Bei Einschlafstörungen. Triazolam ist ein Problemmedikament aus zwei Gründen:

Es sind bereits erfolgreiche Suizide mit der Substanz alleine durchgeführt worden. Es können deutliche Nebenwirkungen wie Halluzinationen (daher wohl der Handelsname!), Desorientiertheit, Amnesien, erhebliche Verwirrtheit mit Verletzungsfolgen (z.B. älterer Patient springt total verwirrt nach Einnahme von Halcion nachts aus dem Bett und bricht sich den Schenkelhals) auftreten.

In Deutschland mußte daher die 0,5-mg-Tablette aus dem Handel gezogen werden. Eigentlich müßte das Medikament ganz aus dem Handel entfernt werden.

Einsatz eines Benzodiazepins

Die Überlegungen vor Verordnung eines Benzodiazepins laufen aufgelistet etwa so ab:

1. Was soll erreicht werden?
2. Läßt sich das Ziel nicht anders erreichen?
3. Gibt es Gegenanzeigen für die Verordnung eines Benzodiazepins?
4. Hat der Patient Erfahrungen mit dieser Medikamentengruppe?
5. Welche Erfahrungen habe ich bei der Verordnung oder Gabe eines bestimmten Benzodiazepins sammeln können?
6. Wie hat der Patient gegebenenfalls auf Benzodiazepine reagiert?
7. Sollen eventuell noch gleichzeitig weitere Ziele mit erreicht werden?
8. Wie sieht mein Therapieplan aus?
9. Welches Präparat werde ich dem Patienten vorschlagen?

Diese Schritte 1–9 wollen wir nun nacheinander durchsprechen, jedoch nicht im luftleeren Raum, sondern anhand des folgenden Beispiels aus der Praxis:

Bei uns liegt Herr P., 56 J., bisher noch nicht ernsthaft erkrankt gewesen, blutdruckstabil, im Bereich von Herz und Lunge unauffällig. Er ist zur Einstellung eines vor kurzem entdeckten und ambulant nicht befriedigend behandelbaren Diabetes mellitus mit Blutzuckerspitzenwerten von 280 mg% eingewiesen worden. Tagsüber ist er fahrig und zittrig; wir erfahren, daß er sich große Sorgen um die Weiterführung seines landwirtschaftlichen Betriebes macht. Beratungstermine hierüber mit Vertretern seines Verbandes sind bereits eingeleitet worden.

Medikation derzeit: Euglucon N 2mal 1 Tbl., Diabetesdiät von 14 BE.

Hauptproblem zur Zeit: Schlaflosigkeit, insbesondere Durchschlafstörungen mit Müdigkeit am ganzen folgenden Tag, was sich sehr störend für den Patienten äußert.

Zu 1 (Was soll erreicht werden?):
Herr P. möchte ein Schlafmittel haben. Er könne wegen der Sorgen um seinen Hof nicht richtig schlafen, andererseits störe ihn der

nächtliche Stationsbetrieb (sein Zimmer liegt unweit der Spüle mit dem Steckbeckenreiniger).

Zu 2 (Anderer Weg?):
Andere Versuche wie frische Luft abends, Armwechselbäder, Einreibungen, Ablenkung, einmalig Baldrian-Kapseln, haben keinen Erfolg gebracht.

Zu 3 (Kontraindikationen?):
Bei Herrn P. gibt es keine bekannten Gegenanzeigen gegen die Verordnung eines Benzodiazepins.

Zu 4 (Patientenerfahrungen mit Benzodiazepinen):
Einmalig hat Herr P. im Zusammenhang mit einer Erkrankung seiner Frau Chlorazepat (*Tranxilium*) genommen, das er zwar gut vertragen habe, nach dessen Einnahme er aber auch sehr müde gewesen sei, so daß er später lieber keine weiteren Medikamente dieser Art mehr haben wollte.

Zu 5 (Persönliche Beobachtungen?):
Auf der Abteilung gibt es lediglich 3 als Schlafmittel einsetzbare Benzodiazepine, nämlich Brotizolam (*Lendormin*), Diazepam (*Valium*) und Temazepam (*Planum*). Alle drei sind in ihrer Wirkung dem Stationspersonal hinreichend bekannt.

Zu 6 (Patientenreaktionen auf Benzodiazepine?):
Positiv, diese eigentlich guten Erfahrungen führten ja erst zu der Frage nach einem Schlafmittel, die Müdigkeit am Tag danach von der letzten Einnahme hofft Herr P. durch ein anderes Medikament verhindern zu helfen.

Zu 7 (Weitere Ziele?):
Erwünscht ist eine weitere Tagessedierung und Anxiolyse, da Herr P. doch arge Bedenken wegen der Zukunft seines Hofes hat, die auch der Einstellung des Blutzuckers Schwierigkeiten bereiten. Andererseits hat Herr P. gerade in den nächsten Tagen Gespräche mit der Diätassistentin sowie mit einem Vertreter des Bauernverbandes zur Besprechung seiner wirtschaftlichen Nöte. Eine Tagessedierung könnte z. Z. also Schwierigkeiten bereiten.

Zu 8 (Therapieplan?):

Für die nächsten zwei, drei Nächte ein mittel- bis kurzfristig wirksames (HWZ etwa 10–18 h) Benzodiazepin, um die Durchschlafstörungen zu beseitigen. Ferner sollte Herr P. ein ruhigeres Zimmer bekommen, wenn von der Belegung her möglich. Sollten die Gespräche mit der Diätassistentin und seinen Beratern keinen Erfolg gebracht haben, die Befürchtungen also vorerst weiterbestehen, so sollte neu überlegt werden, Herrn P. dann ein Benzodiazepin mit tagessedierender Wirkung zu verordnen.

Zu 9 (Welches Präparat):

Temazepam (*Planum*), gegen 21.00 Uhr, anfangs 10, evtl. 20 mg, vorerst auf 4 Nächte beschränkt.

Natürlich wird es nicht immer so einfach sein, ein Medikament zu finden, weil kein Patient einem Schema F entspricht. Dennoch sollten die Beschwerden gelistet werden, um einen bereits deutlichen Blick auf die notwendige Verordnung zu bekommen. Es geht bei diesem Beispiel in erster Linie auch gar nicht um ein Patentrezept, sondern um die Methode, ein bestimmtes Medikament aufgrund von Überlegungen zu finden.

Ab Schritt 7 der Überlegungen könnte Tabelle 2 einige Hinweise geben.

Diese Tabelle erlaubt einen allerersten, sehr groben Überblick und beinhaltet *nicht* einschränkende Faktoren wie Leber- und Niereninsuffizienzen, Hochdruck- und andere Erkrankungen. Vor einem muß demnach streng gewarnt werden: Eine schematische Übersetzung „lange Halbwertszeit gleich lange Wirkdauer" stimmt in den allermeisten Fällen *nicht*. Oft ist die Streubreite im Abbau eines Medikaments bei *einer* Person größer als der Unterschied zwischen *2 verschiedenen* Medikamenten. Deswegen sollte es auf der Station auch nicht zu viele verschiedene Benzodiazepine geben, sondern immer nur wenige sinnvolle, mit denen man vertraut ist und deren Wirkungen und Nebenwirkungen man in etwa abschätzen kann.

Werden die Indikationen, die Kontraindikationen, die Begleitmedikamente, v.a. aber das gesamte Krankheitsbild und die Persönlichkeitsstruktur des Patienten abgeschätzt, so können Ben-

Tabelle 2. Überblick über Störungen und dagegen einsetzbare Benzodiazepine

Störung	Entsprechendes Benzodiazepin	Beispiel (Präparat)
Einschlafstörungen	kurzwirksam	*Adumbran, Lendormin, Planum, Rohypnol*
Durchschlafstörungen	kurz- bis mittellang wirksam	*Adumbran, Planum*
Schlafstörungen mit Angst und Unruhe am Tag	mittel- bis langfristig wirksam	*Tranxilium, Valium*
Präoperative Angst	mittel- bis langfristig wirksam	*Tranxilium, Valium*
Begleitmedikation zur Physiotherapie bei Muskelverspannungen	mittel- bis langfristig wirksam	*Valium*
Prämedikation bei Endoskopien	ultrakurzwirksam	*Dormicum* i.m. oder vorsichtig i.v.
Phobische Angst als Begleitmedikation zur Psychotherapie	langfristig wirksam	*Frisium, Tranxilium, Valium*
Akuter epileptischer Anfall	mittel- bis langfristig wirksam	*Valium MM* i.v.
Epilepsie (Dauerbehandlung)	mittellang wirksam	*Rivotril*

zodiazepine eine wirksame Hilfe gegen menschliches Leid sein. Werden diese Indikationen aber nicht berücksichtigt, werden Benzodiazepine gar als Genußmittel, als „happy pills" sozusagen, eingesetzt, so kann dies u. U. fatalste Folgen bis hin zur Abhängigkeit haben. Aus Erfahrung im Umgang mit süchtigen Patienten wissen wir, daß ein Benzodiazepin-Entzug bei richtiger Sucht schwerer ist und heftiger sein kann als ein Heroin-Entzug!

Als Schwestern und Ärzte müssen wir uns unserer Verantwortung unseren Patienten gegenüber bewußt sein – gerade in einer solchen Situation, in der die Schwelle zwischen Nutzen und Mißbrauch nicht allzu hoch ist. Nachlässigkeit bei der Verordnung („Ach, einmal ist keinmal, was kann das schon schaden ...") und auch bei der Gabe („Der Doc hat das schießlich angesetzt, soll mir doch egal sein, was passiert, muß er sich letztlich drum kümmern.") haben die jenigen nicht verdient, die sich vertrauensvoll unserer Pflege und Behandlung unterziehen.

Andere Schlafmittel – Kurzdarstellung

Zolpidem

In der Pharmawerbung wird neuerdings auf ein Medikament verwiesen, das besonders neuartig und zudem *kein* Benzodiazepin sei. Er verursache deshalb nicht die Nebenwirkungen wie Benzodiazepine, ohne daß man zugleich auf die überlegenen Wirkungen verzichten müsse. Bei diesem „neuartigen" Schlafmittel handelt es sich um **Zolpidem**, u. a. als *Bicalm* im Handel (**Alpidem,** ein strukturähnlicher Stoff von demselben Anbieter, ist allerdings noch nicht im Haldel).

Ist dieses Medikament wirklich so neu? Von der chemischen Formel her ist es *kein* Benzodiazepin – allerdings von der Wirkung und von chemischen Tests her. Es bindet sich auch an Benzodiazepin-Rezeptoren und ist mit dem ***Benzodiazepin-Antagonisten*** Flumazenil (*Anexate*) genauso in seiner Wirkung aufhebbar wie andere Benzodiazepine. Auch sind die 4 klassischen Benzodiazepin-Wirkungen (sedierend, anxiolytisch, relaxierend und antikonvulsiv) in allerdings unterschiedlichem Rahmen ebenfalls nachweisbar. Die schlafanstoßende Wirkung bei Zolpidem ist mit einer Dosierung von 10–20 mg gut; ausgeprägte Überhangeffekte mit Müdigkeit am nächsten Morgen wurden nicht beobachtet.

Das Geheimnis, ein Medikament, das sich an einen Benzodiazepin-Rezeptor bindet, nicht Benzodiazepin nennen zu wollen, liegt einmal darin, daß die Struktur eben nicht benzodiazepin-ähnlich ist und zum anderen – und das ist für uns neu – daß es wohl 2 Unterklassen von Rezeptoren gibt, die früher BZ-1- und BZ-2-Rezeptoren genannt wurden, jetzt nach Vorschlag der Herstellerfirma von Zolpidem aber Omega-1- und Omega-2-Rezeptoren heißen sollen.

Aufpassen muß man aber, wenn plötzlich eine Vermarktung unter dem Stichwort „fehlendes Abhängigkeitspotential" beginnt. Natürlich ist bisher kein Fall von Zolpidem-Abhängigkeit bekannt geworden, dafür ist das Medikament ja auch noch viel zu kurz auf dem Markt. Wir erinnern uns: bei den Benzodiazepinen hat es 10–15 Jahre gedauert, bis eine Benzodiazepin-Abhängigkeit allmählich bekannt wurde. Da sich Zolpidem von den klassischen Benzodiazepinen klinisch nicht unterscheidet, ist eigentlich auch nicht einzusehen, weshalb es hier keine Suchtsprobleme geben sollte.

> Zolpidem ist als Schlafmittel in einer Dosierung von 10–20 mg von guter Wirkung; über mögliche Nebenwirkungen liegen nach zu kurzer Markteinführung noch keine genaueren Erkenntnisse vor. Deshalb schlagen wir vor, mit dem Einsatz dieses Medikaments besser noch zu *warten*, bis es neue und mehr Erkenntnisse gibt. *Nicht alles, was neu ist, ist auch besser!*

Barbiturate

Lange Zeit unumschränkte Marktbeherrscher unter den Schlafmitteln waren die Barbiturate. Hierunter verstehen wir eine Gruppe von Medikamenten, die aus der Barbitursäure abgeleitet sind. Sie wirken je nach Dosierung *sedativ*, *hypnotisch* oder *narkotisch*, also beruhigend, schlafanstoßend oder betäubend. Zudem werden Barbiturate noch als Mittel gegen epileptische Anfälle eingesetzt.

Die marktbeherrschende Stellung verloren die Barbiturate wegen ihres Suchtpotentials, sie machten relativ schnell abhängig. Heutzutage werden sie deshalb fast ausschließlich in der Anästhesie als schnellwirksames Narkotikum und in der Neurologie als Antiepileptikum genutzt. Interessant ist zudem, daß Barbiturate zu einer Enzyminduktion führen, d. h. sie führen selbst dazu, sich schneller abzubauen, indem sie die abbauenden Enzyme verstärkt bilden. Genutzt wird diese Erkenntnis in der Geburtshilfe, wo Neugeborene mit einem Neugeborenenikterus mit Barbituraten behandelt werden. Die Folge ist, daß die Enzyme auch hier zur schnelleren Bildung angeregt werden, wodurch das für die Gelbsucht verantwortliche Bilirubin auch schneller abgebaut wird. Bekannte Präparate sind: Phenobarbital (*Luminal*), Vinylbital (*Speda*) oder Cyclobarbital (*Phanodorm*).

Antihistaminika

Antihistaminika sind Medikamente, die das dem Körper eigene Histamin in der Wirkung wie Gefäßerweiterung, Juckreiz, Hautrötungen eindämmen. Ein ausgeprägter Nebeneffekt der Behandlung mit Antihistaminika ist Müdigkeit – jeder, der im Urlaub schon einmal von einer Sonnenallergie befallen wurde, weiß, wie müde Medikamente wie *Avil* oder *Tavegil* machen können. Diese Erkenntnis kann natürlich genutzt werden, so daß besonders starke Antihistaminika als Schlafmittel eingesetzt werden können. Die bekanntesten Medikamente hierbei sind Doxylamin (*Hoggar N*) und Diphenhydramin (mit dem wunderschönen Handelsnamen *Halbmond*). Medikamente aus dieser Gruppe sind ungefährlich, weshalb sie auch ***rezeptfrei*** gekauft werden können.

Es gab noch ein Medikament, das sich von einer natürlich vorkommenden Aminosäure ableitet, der Glutaminsäure, und eine sehr gute, rasch einsetzende, mittellang anhaltende und ohne Überhangeffekt abklingende Wirkung zeigte. Zudem war es wirklich in Vergiftungshinsicht absolut ungefährlich, da selbst bei massivsten Überdosierungen keinerlei bedrohliche Nebenerscheinungen auftraten. Es hatte allerdings erhebliche andere Nebenwirkungen, die zum Schaden sehr vieler erst viel zu spät erkannt wurden. Es handelte sich bei diesem in seinem Wirkprofil doch eigentlich idealen Medikament um das Thalidomid (*Contergan*), das zu erheblichsten Fruchtschäden führte. Aus diesem Grunde gilt auch noch heute, daß Schwangere zumindest in den ersten 3 Monaten, nach Möglichkeit jedoch überhaupt keinerlei Medikamente nehmen sollten. Katastrophen wie die Contergan-Katastrophe sollten eigentlich nicht mehr vorkommen müssen.

Zusammenfassung Schlafmittel

Schlafmittel sind unter bestimmten Umständen unverzichtbare Medikamente. Sie sollten aber nach genauer Planung und Überlegung genommen werden, insbesondere sollte man sich mit dem Wirkprofil eines jeden Schlafmittels auskennen. Unerwünschte Nebenwirkungen bei dem einen Patienten können zu erwünschten Wirkungen bei dem anderen werden, so daß es *das* Schlafmittel eigentlich nicht gibt.

Vom Wirkprofil her erscheinen die Benzodiazepine heutzutage als die sichersten Schlafmittel, wobei die *Drei-K-Regel* unabdingbar als Überlegung vor jeder Gabe eines Medikaments dieser Gruppe zu stehen hat:

- *k*lare Indikation,
- *k*leine Dosis,
- *k*urze Anwendung.

Als am besten geeignet als Schlafmittel im Krankenhaus haben sich unserer Meinung nach *Temazepam, Brotizolam* und *Oxazepam* erwiesen.

Zur Sedierung geben wir bevorzugt *Diazepam* und *Chlorazepat*, wobei sich Diazepam auch als Muskelrelaxans bewährt.

Antidepressiva

Wirkungsweise

Was sind Antidepressiva

Unter Antidepressiva verstehen wir eine Gruppe von Medikamenten, die depressive Verstimmungszustände zu verbessern vermögen. Sie wirken **stimmungsaufhellend**, und gleichzeitig **beeinflussen** diese Wirkstoffe in unterschiedlichem Maße **die Psychomotorik**, indem sie entweder aktivierend oder dämpfend Einfluß nehmen.

Ein geschichtlicher Rückblick

Antidepressiva haben längst nicht den Ruf wie z. B. Benzodiazepine: Während Valium z. B. ja bereits teilweise als Genußgift wie Nikotin oder Kaffee gewertet werden kann oder zumindest konnte, trifft dies für die modernen Antidepressiva nicht zu.

Ganz anders sieht es jedoch in der Geschichte aus; dort war das wohl berühmteste Antidepressivum ein Genußgift, das zu vielfältigen Verboten und Einschränkungen führte: das *Opium*. Schon Homer berichtet in seiner *Odyssee* (IV. Gesang, 220–226), daß Helena den überlebenden und vor Kummer über ihre toten Freunde gebeugten Kämpfer von Troja einen Wirkstoff namens „Kummerlos" aus „Aigyptos" in den Wein mischte:

Siehe, sie warf in den Wein, wovon sie tranken, ein Mittel
gegen Kummer und Groll und aller Leiden Gedächtnis.
Kostet einer des Weines, mit dieser Würze gemischet,

dann benetzet den Tag ihm keine Träne die Wangen,
wär ihm auch sein Vater und seine Mutter gestorben,
würde vor ihm seine Bruder und sein geliebtester Sohn auch
mit dem Schwerte getötet, daß seine Augen es sähen.

(nach der Übersetzung von Johann Heinrich Voß)

Man kann diese Tat als die erste beschriebene Psychopharmakotherapie bezeichnen.

Der Genuß von Opium führte zur Abhängigkeit. Das wußte man schon früh. Römische Kaiser hatten nämlich panische Angst vor einem Mordanschlag mit Opium. Deswegen versuchten sie, sich mit langsam steigenden Dosen „immun" dagegen zu machen. Der griechisch-römische Artz Galen (gest. 199) beschrieb als Leibarzt des Kaisers Marcus Aurelius wie er (der später wegen seiner „Selbstbetrachtungen" der Philosoph auf dem Thron heißen sollte), wie dieser bei seinen Amtsgeschäften immer wieder einschlief. Deswegen wurde das Opium, von dem ja eine schlafanstoßende Wirkung bekannt war, abgesetzt, mit der Folge, daß neue Krankheiten auftraten: Kopfschmerzen, Bauchschmerzen, Unruhe…, die klassischen Entzugszeichen eben, die erst durch die erneute Einnahme von Opium verschwanden: die typische Sucht.

Jedenfalls war mit dem Opium ein Stoff in der Welt, dem man aus gutem Grund die Fähigkeit zur Depressionslösung zuerkannte. Das deutsche Wort „Mohn", aus dem Opium ja gewonnen wird, hängt wortgeschichtlich wahrscheinlich mit dem griechischen Wort „mekon" zusammen. Die Erdgöttin Demeter soll nämlich über die Entführung ihrer Tochter Persephone so traurig gewesen sein, daß sie ihren Geliebten Mekon in die Mohnpflanze verwandelte, die dann nicht nur ihr, sondern allen Menschen damit eine Heilpflanze gegen die Trauer wurde.

Allerdings ist es ein weiter Weg von den ersten Kräutern, vom ersten zufälligen Kosten eines aus einer verletzten Mohnpflanze ausgetretenen Milchsaftes bis hin zu den modernen chemischen Antidepressiva unserer Tage.

Dieser Weg führte natürlich durch viele Irrtümer und in viele Sackgassen, letztlich aber durch scharfe Beobachtung und Kombination von Neuem und Altem zu den hochwirksamen Stoffen, die wir heute für unsere Patienten zur Verfügung haben.

1952 wurde in Paris durch die Psychiater Delay und Deniker das Chlorpromazin als Neuroleptikum (s. unten), also zur Behandlung schizophrener Erkrankungen, entdeckt und eingeführt. Die pharmazeutische Industrie ließ dieser Erfolg nicht ruhen, denn sicherlich wollte legitimerweise auch die Konkurrenz finanziell am Erfolg teilhaben. Danach wurden neue, ähnliche Stoffe in Zusammenarbeit mit den bekanntesten Psychiatern der 50er Jahre erforscht und erprobt.

Der Schweizer Psychiater Roland Kuhn bekam 1956 von der Fa. Geigy AG einen dem bekannten Chlorpromazin sehr ähnlichen Wirkstoff, das Imipramin, für die klinischen Prüfungen zur Verfügung gestellt. Als Neuroleptikum, also zur Behandlung Schiziophrener, war die Substanz eine glatte Enttäuschung: es trat keinerlei Befindensänderung auf. Aber depressive Patienten, die das Medikament erhielten, zeigten eine so drastische Besserung nach bereits kurzer Zeit, daß Kuhn dem Imipramin eine noch nie vorher gesehene antidepressive Wirkung zuschrieb. Weitere klinische Studien bewiesen dann, daß die Heilung der beiden ersten damit behandelten Patienten kein Zufall war, der nicht auch spontan eingetreten wäre. Es zeigte sich ferner, daß die Substanz die Krankheitsschübe des Patienten zwar nicht abkürzt, das Leiden aber wesentlich erträglicher macht und dem Patienten Kraft zur positiven Auseinandersetzung mit seiner Erkrankung geben kann.

Seit September 1957 gibt es Imipramin dann als *Tofranil* im Handel – bis heute. Damit setzte die Forschertätigkeit auf diesem Sektor aber erst ein. Imipramin gilt als „Muttersubstanz" und Standardvergleich zu vielen anderen Antidepressiva. Es hat eine leicht aktivierende Eigenschaft, so daß die Indikation für die Gabe von Imipramin vorzugsweise das gehemmt-depressive Syndrom ist.

Zur Wirkungsweise von Antidepressiva –
Was wir wissen, was wir (noch) nicht wissen

Zu fragen haben wir uns, wie eigentlich wirken Antidepressiva, was bewirken diese Medikamente in unserem Nervensystem? Wieder müssen wir uns auf die Suche nach den kleinsten eigenständigen Einheiten im Nervensystem begeben, den Neuronen. Neurone

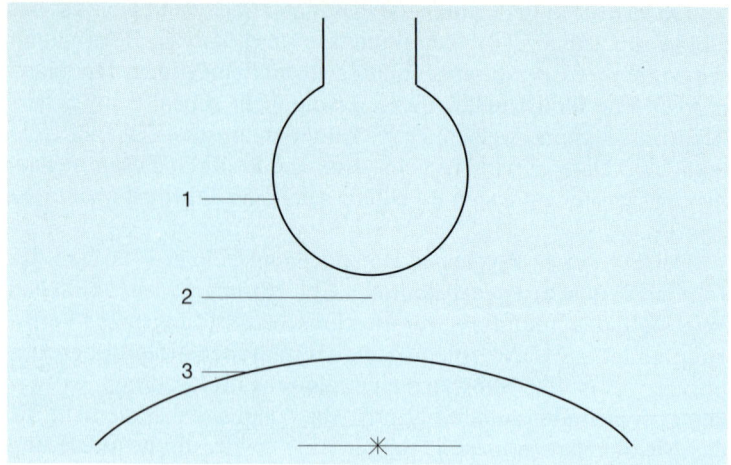

Abb. 8. Schema einer Synapse; *1* präsynaptische Endigung, *2* synaptischer Spalt, *3* postsynaptische Membran

leben nicht unabhängig voneinander, sondern sind durch viele Verknüpfungsstellen, die **Synapsen**, miteinander regelrecht verflochten. Abbildung 8 macht das an einem Beispiel deutlich.

Daraus können wir sehen: Zu einer Verbindungsstelle gehören mindestens 3 der hier gezeigten Anteile:

● der „Melder" = **präsynaptische Endigung**,
● der „Übertragungsweg" = **synaptischer Spalt**,
● der „Empfänger" = **postsynaptische Membran**.

In ein Alltagsbild übertragen, bedeutet dies in etwa Telefon des Anrufers, das Kabel und das Telefon des Angerufenen. Jetzt fehlt nur noch der elektrische Strom, der Informationen überträgt als 4. Bestandteil.

Im Bereich der Nervenzellen geschieht diese Informationsübermittlung durch Eiweißstoffe, die **Aminosäuren**, entweder durch die Abkömmlinge der Aminosäure **Tyrosin**, die man dann **Katecholamine** nennt, oder die des **Tryptophans**, die dann **Indolamine** heißen. Zusammengefaßt nennt man beide Gruppen auch **biogene Amine**.

Der Stammbaum des Tyrosins sieht in etwa so aus (Abb. 9).

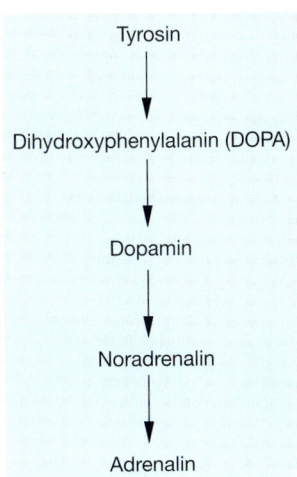

Abb. 9. Abbauwege der Aminosäure Tyrosin

Wir dürfen uns aber nicht dadurch verwirren lassen, daß diese Stoffe auch in anderen Bereichen der Medizin als Medikamente eine Rolle spielen können (z. B. DOPA bei der Behandlung des Morbus Parkinson, Adrenalin und Noradrenalin zur Bekämpfung des Schocks usw.), denn diese Aminosäuren wirken natürlich auch an anderen Stellen als Impulsgeber. Jeder, der sich für die Parkinson-Behandlung interessiert, weiß zudem, daß DOPA immer mit einem sog. „Dekarboxylasehemmer" (z. B. in *Madopar* oder in *Nacom*) gegeben wird, um andere als die speziell im Hirn erwünschten Wirkungen auszuschließen.

Das komplette Bild einer Synapse zeigt Abb. 10.

Kommt es nun zu einer „Meldung", einem Impuls also, der z. B. Katecholamine aus den Vesikeln in den synaptischen Spalt treibt, so wird automatisch auch der Empfänger gereizt: Eine synaptische Übertragung hat stattgefunden. Nach einiger Zeit werden die übriggebliebenen Überträgerstoffe wieder in die Vesikel aufgenommen (engl.: „re-uptake"), es gibt also für die Rezeptoren keine Reiz- oder Überträgerstoffe mehr, die „Meldung", der Impuls, hört auf.

Wenn wir uns dieses Modell vor Augen halten, so kann hier natürlich an jeder der Stellen 1–7 (s. Abb. 10) medikamentös eingegriffen werden.

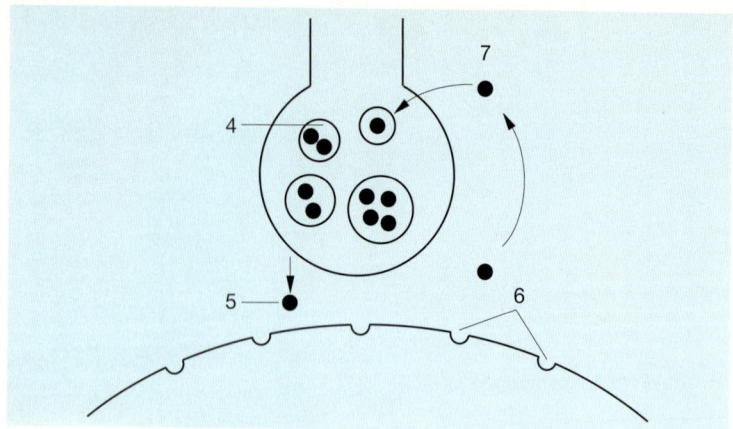

Abb. 10. Synaptische Übertragung; *4* Bläschen („Vesikel") gefüllt mit biogenem Amin; *5* biogenes Amin auf dem Weg zur postsynaptischen Membran; *6* Rezeptor für biogenes Amin; *7* Wiederaufnahme eines nicht mehr benötigten Moleküls („re-uptake")

Eine dieser Methoden ist für die Wirkung der Antidepressiva verantwortlich. Antidepressiva wirken vornehmlich an Zellen, die durch Dopamin oder Noradrenalin stimuliert werden. Antidepressiva in ihrer klassischen Form bewirken nun „einfach" die Hemmung der Wiederaufnahme dieser Katecholamine, so daß die Stoffe nicht wieder in die schützenden Vesikel zurückkehren können und damit länger im synaptischen Spalt verbleiben. Dort können sie natürlich dann wieder verlängert auf die Rezeptoren wirken, also auch länger die postsynaptischen Membranen reizen.

„Länger" ist übrigens ein sehr relativer Begriff und bedeutet keineswegs „lang"; ein Überträgerimpuls dauert nur ganz wenige Millisekunden, wenige Tausendstelsekunden also, dann ist bereits das Katecholamin wieder aufgenommen. „Länger" bedeutet nur wenige Tausendstelsekunden mehr; aber schon das hat für die nervöse Übertragung gewaltige Bedeutung.

Wenn wir das nun einmal andersherum sehen, dann heißt das ja, daß eine Depression, biochemisch gesehen, nichts anderes ist als eine relative Verarmung von Noradrenalin oder Dopamin im synaptischen Spalt. Vieles spricht in der Tat dafür:

Beispielsweise die Tatsache, daß aus der Erfahrung heraus ein Großteil der Patienten, die wegen ihres Bluthochdrucks mit Reserpin behandelt worden sind, auch depressiv wurden. Tatsächlich bewirkt Reserpin auch eine ständige Entleerung der präsynaptischen Vesikel, d. h. im Endeffekt steht weniger Noradrenalin zur Verfügung.

Oder der Morbus Parkinson ist ja eine Erkrankung, die durch eine Verarmung von intrazerebralem, also im Hirn gebildeten DOPA bewirkt wird. Zum Krankheitsbild des Morbus Parkinson gehört auch regelmäßig eine mehr oder weniger stark ausgeprägte Depression.

Trauer über den Tod des Vaters, wegen der Beendigung einer langjährigen Freundschaft, Depression wegen Arbeitslosigkeit – alles soll darauf zurückzuführen sein, daß bestimmte Stoffe zwischen 2 Hirnzellen vermindert sein sollen. Gegen diese Auffassung sträubt sich sicherlich vieles in uns. Gibt es denn gerade dann weniger Dopamin zwischen 2 Hirnzellen, wenn z. B. ein naher Freund stirbt? Wie wird denn das „geschaltet"? Insbesondere eine pharmakologische Tatsache scheint gegen diese Auffassung zu sprechen: Medikamente mit Einflüssen auf den Katecholamintransport wirken sofort; der psychische, antidepressive Effekt setzt aber i. allg. erst nach 10 Tagen bis 3 Wochen ein.

Wie ist das zu erklären?
Um ehrlich zu sein: Zur Zeit noch gar nicht. Genausowenig wissen wir, weshalb eine Verarmung von Noradrenalin im präsynaptischen Vesikel nun dieses Phänomen auslöst, das wir eine Depression nennen. Wir können bisher nur einiges Wissen zusammenstellen, ohne zu ahnen, wie und ob überhaupt diese Fakten zusammenhängen.

Antidepressiva und Gesunde

Ein anderer Punkt muß noch angesprochen werden: Wenn traurig verstimmte Patienten unter der Behandlung mit Antidepressiva eine deutliche Besserung zeigen, wenn die Stimmung also gehoben wird, müßten dann nicht im Grunde Gesunde ebenfalls in eine noch bessere Laune oder Stimmung versetzt werden? Könnte nicht jede langweilige Fete in eine Wahnsinnssache verwandelt werden, wenn man – heimlich – der Bowle ein paar Tabletten *Saroten* zumischt?

Versuche und Untersuchungen hierzu hat es viele gegeben, aber alle zeigten dasselbe Ergebnis: Antidepressiva wirken nur bei wirklich depressiven Patienten. Eine reaktive Trauer (beipielsweise wegen der Heimniederlage unseres Lieblingsvereins oder auch über den Tod einer geliebten Person) ist in der Regel auch keine Indikation für eine Behandlung mit Antidepressiva, zumindest nicht, wenn die Reaktion nachvollziehbar und auch in ihrer Wirkung erklärlich bleibt.

Es gibt also offensichtlich Unterschiede in den körperlichen Ursprüngen einer Depression. Der Körper bildet wohl unterschiedliche Voraussetzungen für das, war wir schlechte Laune, Trauer, Schwermut, Gram und Melancholie nennen.

Weiter können wir sehen, daß – wenn diese Überlegungen bis hierher stimmen – auch verschiedene Behandlungsmethoden bei gleicher Äußerlichkeit der Erkrankung, aber verschiedener Ursache angewandt werden müssen, um zum besten Ergebnis zu kommen. Wir werden im Abschnitt „Psychiatrisches Repetitorium" noch ausführlicher auf Depressionen zu sprechen kommen, grundsätzlich läßt sich aber folgendes, von den Psychiatern O. Benkert und H. Hippius (1986) entworfene Behandlungsmodell vorsehen (Abb. 11).

Da wo die Ursache für die Depression im körperlichen Bereich zu finden ist, bei Erkrankungen zumeist also, die direkt oder indirekt das Hirn in Mitleidenschaft ziehen, muß dann auch der Behandlungsschwerpunkt liegen. Formen der chronischen Herzmuskelschwäche (Myokardinsuffizienz) gehen z. B. oft mit einer Begleitdepression einher; diese Form der Verstimmung kennt man auch auch beim Morbus Parkinson (s. oben). Die Behandlungsstrategie wird sich also mit diesen ursprünglichen Krankheiten auseinandersetzen, nach unseren Beispielen also durch eine Kräftigung der Herzmuskulatur (z. B. durch Digitalispräparate wie *Lanitop* oder *Novodigal*) oder durch eine medikamentöse und physiotherapeutische Parkinson-Behandlung.

Es ist nicht genau bekannt, wie viele, aber ein sehr großer Teil aller zunächst unklaren Depressionen sind als Begleitdepression zu

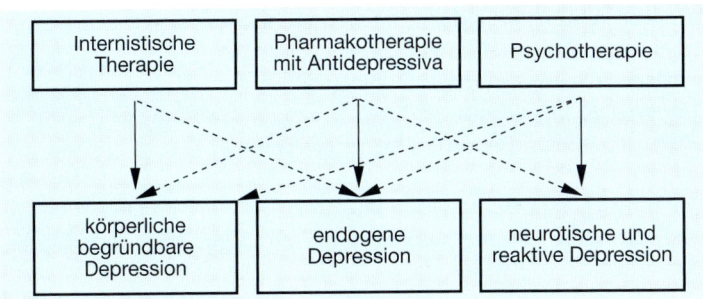

Abb. 11. Gesamtbehandlungsplan der Depression. (Aus Benkert u. Hippius 1980)

einer in erste Linie körperlichen Erkrankung zu sehen. Mit der Behandlung der Grundkrankheit verschwindet dann auch oft die Depression; so im wahrsten Sinne des Wortes „befreite" Patienten fühlen sich häufig wie neu geboren.

Das fast genaue Gegenteil könnte die endogene Depression sein, also eine psychische, das gesamte seelisch-geistig-körperliche Leben sehr angreifende Erkrankung, deren Ursache noch nicht genau bekannt ist. Diese Form der Erkrankung wird oft „leibnah" erlebt, was bedeuten soll, daß körperliche Beschwerden im Vordergrund stehen. Gibt es dann trotz vielfältiger Untersuchungen keine Erklärung für die Beschwerden, sprechen weitere Anhaltspunkte (s. unten) für das Vorliegen einer endogen-depressiven Erkrankung, so sollte die Behandlung mit einem Antidepressivum begonnen werden. Unterstützung findet diese Maßnahme durch eine weitere internistische Behandlung oder Beratung sowie durch eine Psychotherapie.

Eine neurotische oder reaktive Depression ist eine schwere Verstimmung mit einer erklärbaren Ursache, die aber den Rahmen der i. allg. als „normal" verstandenen Trauer überschritten hat. (Näheres hierzu wollen wir aber noch weiter unten besprechen.) Diese große Gruppe der Depressionen wird in erster Linie psychotherapeutisch zu behandeln sein. Antidepressiva wirken hier kaum, meist dadurch, daß sie entspannend wirken oder schlafanstoßend sind. Trotzdem kann auch in diesem Bereich ein Antidepressivum versuchsweise angesetzt werden – überlegt.

Das waren in aller Kürze die diagnostischen Abklärungen der verschiedenen Depressionsformen. Es gibt also:

- körperlich begründbare Depressionen;
- endogene Depressionen;
- neurotische und reaktive Depressionen.

Wer nun aber hofft, aus der Diagnose X folgt unweigerlich die Behandlung Y, der unterschätzt die Vielfältigkeit der Antidepressiva.

Wie setzt man Antidepressiva ein?

Bei der Psychopharmakatherapie der Depressionen gibt es keine Diagnosen im sonst üblichen Sinne, wir sprechen hier eher von sog. *Zielsyndromen*.

Ein Zielsyndrom ist die Gesamtheit von psychopharmakologisch beeinflußbaren Symptomen.

Wichtig zu bemerken ist nun also, daß es nicht nur um eine fein säuberlich abgestimmte Diagnostik geht, aus der die Therapie folgt, sondern daß der Ausdruck *dieses* Patienten oder vielmehr die Ausprägung *seiner* Erkrankung die Wahl der medikamentösen Behandlung bestimmt.

Wir verlassen also die Ebene der natürlich vorher abgeschlossenen Diagnostik und wenden uns der *Symptomatologie* zu, dem Erscheinungsbild dieser Krankheit bei diesem Patienten. Es passiert damit etwas ganz Neues: nicht die *Ursache* einer Depression (also reaktiv, endogen usw.) ist für die Verordnung eines Antidepressivums so wichtig, sondern das *Aussehen* der Depression bei diesem und nur bei diesem vor uns stehenden Patienten.

Voraussetzung für eine erfolgreiche Therapie ist es, die zu verordnenden Medikamente gut zu kennen. Wenn man sie einigermaßen überschaut, wird man bereits merken, daß die große Gruppe der Antidepressiva als Einheit aus *3 Komponenten* besteht. Antidepressiva wirken:

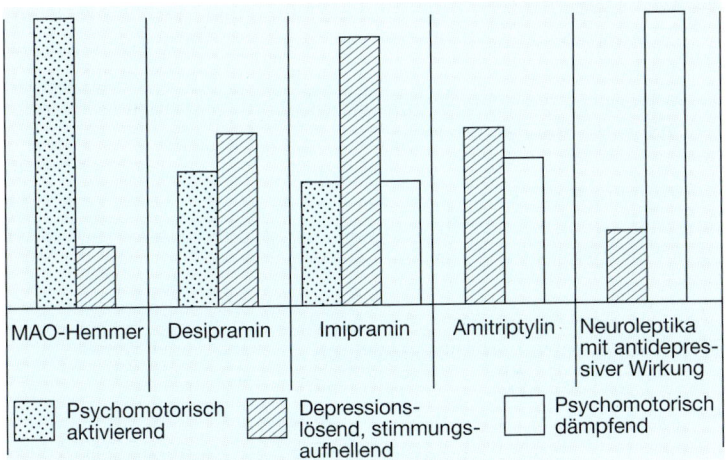

Abb. 12. Dreikomponentenschema nach Kielholz. (Aus Benkert u. Hippius 1986)

- stimmungsaufhellend,
- psychomotorisch hemmend *oder*
- psychomotorisch anregend.

Der Schweizer Psychiater Kielholz hat diese 3 Wirkungen in seinem „Dreikomponentenschema" eingearbeitet (Benkert u. Hippius 1986). Er ordnete den 3 Zielsyndromen

- ängstlich-psychomotorische Erregtheit als agitiert-ängstlich-depressives Syndrom;
- vital-depressive Verstimmung;
- psychomotorische Gehemmtheit als gehemmt-depressives Syndrom;

die entsprechenden Antidepressiva zu und gelangte dadurch dazu, aus einer Beschreibung des psychomotorischen Zustandsbildes das entsprechende Medikament auszuwählen.

Er findet unter den Antidepressiva 3 *Wirktypen*, die den Zielsyndromen zugeordnet werden können:

- Antidepressiva vom *Amitriptylin-Typ* mit einer depressionslösenden und dämpfenden Wirkung;

- Antidepressiva vom *Imipramin-Typ* mit einer stark depressionslösenden Wirkung und sich psychomotorisch ausgleichendem
Einfluß;
- Antidepressiva vom *Desipramin-Typ* mit depressionslösender
und aktivierender Wirkung

Zusammengefaßt kann man das in sog. „Kielholz-Schema", an
dessen Erstellung allerdings auch sein Schüler und Mitarbeiter
Pöldinger beteiligt war, darstellen (Abb. 12).

Trizyklisch, tetrazyklisch, klassisch ...

Oft hört man die Ausdrücke „trizyklische" und „tetrazyklische"
Antidepressiva, die den atypischen gegenüberstünden. Nicht verwirren lassen: Hier wird keine Wirkung beschrieben, sondern
lediglich die chemische Struktur.
*Tri*zyklische Antidepressiva haben als Grundstruktur 3 hinter-
einandergeschaltete Ringe mit 6, zumeist Kohlenstoffatomen (wie
übrigens einige Neuroleptika – s. unten – auch, denen eine geringe
antidepressiva Wirkung zugeschrieben wird); *tetra*zyklische Antidepressiva haben eben 4 solcher Ringe. Atypische Antidepressiva
weisen dagegen eine ganz andere Struktur auf. Weil Imipramin mit
seinen 3 Ringen das erste Antidepressivum war, werden alle
ähnlichen auch als „klassisch" bezeichnet.

Zufall und Einfall

Imipramin selbst wurde als Antidepressivum eher durch Zufall
entdeckt. Es war den planmäßigen Untersuchungen des Schweizer
Psychiaters Kuhn (s. oben) zu verdanken, daß diese Substanz als
Medikament überhaupt auf den Markt kam. Als Kuhn nach
erfolgreicher Behandlung mit Chlorpromazin (s. unten) von der
Industrie einen neuen, chemisch sehr ähnlichen Wirkstoff zur
Prüfung bekam, bemerkte er, daß seine schizophrenen Patienten
keinerlei Änderungen aufwiesen. Enttäuscht wollte er schon das
Präparat als erfolglos zurückgeben, als er dann doch noch 2

chronisch Depressive mit schwerer psychomotorischer Hemmung damit behandelte. In sehr kurzer Zeit zeigten diese beiden ersten mit Imipramin behandelten Patienten eine alle erstaunende Besserung, so daß neue Untersuchungen und Forschungen einsetzten. Dann erst konnte gesagt werden, Imipramin hat eine völlig neue Wirkqualität zur Behandlung von Depressionen.

Nun setzte die Forschung nach neuen Antidepressiva ein, ein Boom wurde ausgelöst. Der Zufall wollte es, daß nun in den Laboratorien einer anderen Schweizer Firma Sternbach auf der Suche nach weiteren Antidepressiva erst Chlordiazepoxid und dann Diazepam fand.

Wir können also feststellen, daß die überwältigende Wirkung des einen Medikaments (Chlorpromazin) zur fieberhaften Suche nach anderen, ähnlichen Stoffen führte, woraus sich dann einerseits Imipramin als Urahn der Antidepressiva auf der einen Seite und Chlordiazepoxid als Stammhalter der Benzodiazepine auf der anderen Seite fanden.

Unerwünschte Wirkungen

Wie alle anderen Medikamente, haben auch die Antidepressiva Wirkungen, die nicht erwünscht sind und bei bestimmten Erkrankungen zu strikten Kontraindikationen dieser Medikamentengruppe führen. Wie wir in den Abb. 8 und 10 über die biochemische Wirkungsweise der Antidepressiva gesehen haben, wirken sie sowohl zentral im Hirn als auch in geringerem Maße peripher; d. h. Antidepressiva entfalten ihre Wirkungen nicht nur im Hirn, sondern auch in allen anderen Abschnitten des Nervensystems, das wir als „vegetativ" bezeichnen. Insofern sind auch viele sog. Nebenwirkungen[10] zu erklären.

---

[10] Der Ausdruck ist eigentlich falsch: es gibt gar keine „Nebenwirkungen", sondern nur Wirkungen, die wir oft allerdings gar nicht wünschen.

Wir finden im gesamten Wirkungsbereich der Antidepressiva folgende unerwünschte Begleitwirkungen:

- Blutdrucksenkung oder -steigerung;
- Herzrhythmusstörungen;
- Mundtrockenheit oder Steigerung der Speichelbildung (Hypersalivation);
- Verstopfung oder Durchfall;
- verschwommenes Sehen (Akkomodationsstörungen).

Es gibt also alle nur denkbaren *vegetativen Störungsmöglichkeiten*. Daß diese Störungen so unterschiedlich ausfallen können, hängt damit zusammen, daß – wie wir gesehen haben – Antidepressiva über eine vermehrte Bereitstellung von Noradrenalin und Adrenalin wirken, wodurch dann natürlich der Gegenspieler dieser von uns so genannten Katecholamine, das Azetylcholin, ins Hintertreffen gerät. Antidepressiva haben somit eine *anticholinerge Wirkung*. Daraus ist erklärbar, daß sich ihr Einsatz bei bestimmten Erkrankungen wie Herzrhythmusstörungen, grüner Star, Vorsteherdrüsenvergrößerung, auch unmittelbar postoperativ nach einer Darmoperation usw. verbietet. Eine Ausnahme scheint hier das Viloxazin zu sein, das diese Nebenwirkungen in erheblich vermindertem Umfang aufweist.

Um diesen unerwünschten Wirkungen zu entgehen, werden in letzter Zeit Medikamente entwickelt, die eher mit dem biogenen Amin Serotonin in Wechselwirkung stehen. Neuere Medikamente haben als therapeutisches Ziel damit also nicht eine verbesserte Depressionslösung (die ist bei den bisherigen insgesamt als gut anzusehen), sondern eher eine *Verminderung der unerwünschten Begleitwirkungen*.

Antidepressiva sind also beileibe keine Medikamente, die man im Vorübergehen kurz einem Patienten „einwirft", der nicht fröhlich-laut genug „Guten Morgen" geantwortet hat, sondern ihr Einsatz muß streng geplant werden und darf nicht leichtfertig erfolgen.

Die andere große Gruppe der unerwünschten Arzneimittelwirkungen betrifft *psychische Störungen*. Wie wir im Kielholz-Schema gesehen haben, wirken Antidepressiva psychomotorisch dämpfend, also eher müdemachend, andererseits aber auch gerade antriebssteigernd. Viele Patienten klagen deswegen über eine besonders zu Beginn der Behandlung *störende Müdigkeit*, die auch den Tag über anhält, andere über *Schlaflosigkeit*. Auch diese Zustandsbilder müssen bei der Verordnung eines Antidepressivums unbedingt berücksichtigt werden.

Andererseits müssen wir auch bedenken, daß gerade Schlaflosigkeit eines der Hauptmerkmale der Depression ist, Müdigkeit und Schlappheit also ohnehin beklagte Beschwerden sind. Ein schlafanstoßendes Antidepressivum kann also evtl. eine erhebliche Linderung der gesamten Beschwerden bedeuten.

Beginn der Wirkung auf Stimmung und Psychomotorik

Ganz wichtig ist es aber, darauf hinzuweisen, daß der depressionslösende und der antriebssteigernde Effekt voneinander unabhängig einsetzen können und dies meist auch tun. So wird i. allg. eine Depressionslösung erst lange nach einer Antriebssteigerung eintreten. Das kann dann dazu führen, daß z. B. ein depressiver Patient nun endlich die Hemmungen losgeworden ist, die er bisher hatte, sich selbst zu töten. Dies hat schon zu katastrophalen Folgen geführt, als man über diese Zusammenhänge noch nicht so genau Bescheid wußte. Man sollte deshalb den Patienten zu Anfang der Behandlung genauestens beobachten, evtl. sogar ein sedierendes Medikament (z. B. Diazepam oder Chlorazepat) parallel dazu geben. Dieses Verfahren wurde auch in Kombinationspräparaten angewandt; so beinhaltet *Limbatril* z. B. Amitriptylin und Chlordiazepoxid. Diese Kombinationen sind nicht zu empfehlen, denn sie sind in keiner Weise richtig dosierbar, oft ist der Antidepressivum-Anteil zu gering; erhöhen wir aber die Dosierung, so haben wir unfreiwillig damit auch eine stärkere Sedierung erreicht.

Grundsätzlich also sollte man im Bedarfsfall 2 Einzelstoffmedikamente verordnen – richtig dosiert!

Nicht ganz unwichtig : Eisen

Eine Frage der Verordnung von Antidepressiva ist noch weiter zu bedenken, nämlich die Kontrolle von Serumelektrolyten und Mineralien. Kalium, Natrium, Kalzium und besonders Kreatinin zur Kontrolle der Nierenfunktion stollten regelmäßig (anfangs häufiger, später weniger) überwacht werden. Interessant ist die alte Beobachtung, daß während der Behandlung mit Antidepressiva ein auch anfänglich normaler Eisengehalt im Serum bei etwa einem Drittel der Patienten abfällt (deshalb auch regelmäßige Kontrollen des Blutbildes). Weiter konnte man bei Versuchstieren feststellen, daß ein Eisenmangel zu einer Verminderung von Dopaminrezeptoren auf der postsynaptischen Membran (s. Nr. 6 in Abb. 10) führt. Dies führte übrigens zu einer seit Jahren anhaltenden Auseinandersetzung über Nutzen der Eisengabe bei Parkinson-Patienten. Wir dürfen annehmen, daß diese Rezeptoren wahrscheinlich eisenhaltige Eiweißbausteine sind. Gehen Eisenmangel und eine depressive Symptomatik parallel, so kann in sehr vielen Fällen allein durch eine Normalisierung des Eisenhaushaltes im Körper ein Rückgang der Depression *erhofft* werden.

Wieder zurück zur Geschichte

Auch die Geschichte lehrt hierzu einiges. In den 20er Jahren gab es (damals in der Nähe von, heute direkt in) Bremen eine private „Irrenanstalt", die von der Ärztefamilie **Engelken** geleitet wurde. Diese Ärzte setzten eine Tinktur zur Behandlung ihrer depressiven Patienten ein, die neben Opium und einem Abführmittel zur Linderung der Opiumverstopfung auch Eisen enthielt. Über die genauen Zusammenhänge wußte man damals ebensowenig wie heute Bescheid, aber das genaue Beobachten, die oftmaligen Umstellungen in der Dosierung und das verständnisvolle Kennen der Patienten führte in vielen, in sehr vielen Fällen sogar instinktiv zur richtigen Behandlung.

Heute Erstaunliches in der Depressionsbehandlung um die Zeitenwende können wir dem römischen Gelehrten **Plinius der Ältere** (gest. 79 n. Chr. beim Vesuvausbruch) entnehmen. Er schrieb insgesamt 37 dickleibige Bücher, von denen 10 der Medizin und Pharmakologie gewidmet waren. Er empfahl bei Zuständen, die wir heute als Depression auffassen würden, *eisenhaltige Mineralquellen*, die man gut am Geschmack erkennen könne. Nach dem damaligen Krankheitsverständnis war die Melancholie ein Zuviel an schwarzer Galle (grch.: *melanos* = schwarz; grch.: *chole* = Galle), das abgebaut werden mußte. Dies konnte durch Verdünnung, eben das Trinken von Mineralwässern, erfolgen.

Die Mineralquellen von *Spa* in Belgien, von denen angenommen wird, sie könnten von Plinius wohl gemeint sein, die aber erst im 16. Jahrhundert für den allgemeinen Betrieb entdeckt wurden, enthielten viel Eisen. Interessant ist, daß der Zusammenhang zwischen Eiseneinnahme und Depressionslösung schon so lange bekannt ist.

Auch der Mathematiker **Descartes** hatte bereits im 17. Jahrhundert einer Freundin mit einer schweren Depression und massiven Befindensstörungen den Gebrauch eben dieser Quellen von Spa empfohlen.

Wir könnten viel von überlieferten Erfahrungen lernen, wenn wir dies vorurteilsfrei versuchen würden.

Das für Eisen Gesagte gilt im Prinzip auch für den Kupferhaushalt des Körpers, weil ein Umbauweg von Dopamin zu Noradrenalin kupferabhängig ist.

Im Zeitalter der Labormedizin dürfte es, auch bei größtmöglicher Schonung des Laborpersonals, keinerlei Schwierigkeiten bereiten, gelegentlich Eisen oder Kupfer im Blut bestimmen zu lassen.

Einteilung der Antidepressiva

Schön wäre es, könnten wir die Antidepressiva so verhältnismäßig einfach einteilen wie die Benzodiazepine in Medikamente mit kurzer und langer Wirkdauer. Das ist nicht möglich, weil die Antidepressiva verschiedenen chemischen Gruppen entstammen. Wir müssen uns schon nach der Klinik, also dem *Wirkmuster* richten. Wir unterteilen daher nach dem Kielholz-Schema die Antidepressiva in 3 Gruppen (Tabelle 3).

Tabelle 3. Einteilung der Antidepressiva und entsprechende Präparate

Antidepressiva mit psychomotorisch hemmender Komponente:	
Wirkstoff	Präparat
Amitriptylin	Saroten
Amitriptylinoxid	Equilibrin
Doxepin	Aponal
Mianserin	Tolvin
Trazodon	Thombran
Trimipramin	Stangyl
Antidepressiva mit vorwiegend stimmungsaufhellender Komponente:	
Wirkstoff	Präparat
Chlorimipramin	Anafranil
Dibenzepin	Noveril
Iprindol	nicht mehr im Handel
Imipramin	Tofranil
Maprotilin	Ludiomil
Noxiptilin	Agedal
Antidepressiva mit vorwiegend psychomotorisch aktivierender Komponente:	
Wirkstoff	Präparat
Desipramin	Pertofran
Fluvoxamin	Fevarin
Nortriptylin	Nortrilen
Protriptylin	Maximed
Tranylcypromin	Parnate
Viloxazin	Vivalan

Antidepressiva anders eingesetzt

Zwei weitere Anwendungsgebiete für die Antidepressiva haben sich in letzter Zeit noch herausgebildet.

Die amerikanische *Sexualtherapeutin* **Kaplan** gab das Imipramin gerne auch zur medikamentösen Vorbehandlung bei bestimmten Formen einer Sexualneurose. Nach ihrer Erfahrung gibt es den Patienten oft erst die Möglichkeit, in bestimmten Situationen sich produktiv mit ihrer Liebesstörung auseinanderzusetzen. Häufig führt dieses „Auseinandersetzen" aber gar nicht zu einer Heilung im Sinne, daß nun wieder alles „gut" ist, sondern im Gegenteil wörtlich (aus-ein-ander) zu der Erkenntnis, daß eine Trennung die einzig akzeptable Lösung der Störung darstellt. Das kann nun aber auch Heilung bedeuten, und zwar in dem Sinne, daß die Ehepartner nicht weiter in neurotischer Fixierung aneinanderkleben, sondern nach ruhiger Einsicht und ausführlichem Gespräch die Scheidung als beste Möglichkeit wählen. Ein in vielen Fällen bestimmt schmerzlicher Behandlungserfolg (zumal wenn sich nur *einer der Partner* therapieren ließ, was ja auch häufig vorkommt), aber oft wohl auch ein notwendiger. Amerikanische Sexualtherapeuten bezeichnen deshalb Imipramin gelegentlich mit seinem neuen Spitznamen *Scheidungspille.*

Eine ausführliche Besprechung auch dieses Indikationsgebietes würde wohl an dieser Stelle zu weit führen. Hingewiesen werden soll also für die Interessierten auf die im Literaturanhang aufgeführten bisher auf deutsch erschienenen Bücher von Kaplan, andererseits aber grundsätzlich auf die Möglichkeit, daß eine Sexualtherapie parallel zur Gabe eines Antidepressivums, hier Imipramin, geführt werden kann.

Eine andere Therapieform hat der deutsche Psychiater **Payk** aus Bochum fortentwickelt. Er fördert die Anwendung der sog. *Thymoleptanalgesie.* Das ist eine Kombination aus einem Antidepressivum, einem Neuroleptikum und oftmals noch Carbamazepin (einem Antiepileptikum, das die Hirnzellen stabilisiert). Diese Kombination kann versuchsweise eingesetzt werden bei starken *chronischen, anders nicht behandelbaren, sowohl somatogenen* (vom Körper herkommend) *als auch psychogenen* (seelisch verursachten) *Schmerzen.*

Hierbei werden ein Antidepressivum (zumeist Imipramin oder Amitriptylin) und ein Neuroleptikum (z. B. Perphenazin) gemeinsam *langsam einschleichend* gegeben. Der Erfolg ist oftmals enorm: Auch hier wird wahrscheinlich durch eine Verminderung der Reizempfindlichkeit und der Schmerzempfänglichkeit die gefühlsmäßige Umgestaltung des Phänomens Schmerz gedrosselt. Einen Versuch ist diese Form der Behandlung immer wert, besonders

wenn bereits lange an den Schmerzsymptomen „herumgedoktort"
wurde.

> *Wohlgemerkt:* Dies gilt **nicht** für akute, z. B. postoperative
> Schmerzen, sondern nur für chronische, insbesondere dann,
> wenn der Ursprung trotz langwierigster Untersuchungen immer
> noch nicht klar ist.

Psychiatrisches Repetitorium

Die Depression – das unübersetzbare Wort

Unter Depression verstehen wir verschiedene Dinge. Jemand gilt als *depressiv*, wenn er traurig und verstimmt ist, aber auch wenn er im Beruf und im Privatleben nicht den rechten Antrieb zeigt. Interessant ist, daß in der deutschen Sprache „einen Durchhänger haben" oder „durchhängen" ja nur eine andere Sichtweise von „niedergedrückt" (was *deprimiert* wörtlich übersetzt heißt) bedeutet.

Ferner drückt sich in der jugendlichen Umgangssprache auch der andere Aspekt, der der *psychomotorischen Hemmung*, sehr gut aus: „der hat keinen Drive drauf" oder „das turnt mich echt nicht an" sind Ausdrücke, die diesem Bereich erheblich mehr gerecht werden als viele wissenschaftliche Beschreibungen.

Eine Schwierigkeit gibt es noch bei der Besprechung der Depression: die Übersetzung! Denn dieses Fremdwort gilt soviel wie *schlechte Laune, Trauer, Verzweiflung, traurige Verstimmung, Schwermut, Gram, Melancholie*, ja sogar *Lebensüberdruß*. Es ist also nicht genau zu übersetzen. Daher ist es notwendig, genau zu beschreiben, was wir meinen, wenn wir sagen: „Der hat wohl eine Depression" oder „der ist wohl depressiv"!

Das Aussehen einer Depression

Schauen wir uns einmal an, wie ein „Depressiver" aussieht.

> Wichtig zu betonen ist noch einmal, daß eine Depression nicht ausschließlich eine Erkrankung der Stimmungslage ist, sondern insbesondere auch eine des psychomotorischen Antriebs.

Sehr schwere Depressionen, wie die Melancholie z. B. (die im folgenden näher beschrieben wird), gehen zudem auch mit einer sogar vom Patienten nicht näher beschreibbaren Veränderung des körperlichen Empfindens einher. Gerade dies ist das hervorstechendste Merkmal einer sehr schweren Störung.

Die hiervon betroffenen Patienten schildern ihr Unbehagen in erster Linie *nicht* im Bereich des Gefühls oder Gemüts, sondern insbesondere in körperlichen Symptomen. Typisch sind Kopfdruck mit Schmerzen sowie Schweregefühl im Kopf, Druckgefühl auf der Brust, Engegefühl in Hals und Bauch sowie anders mehr. Ferner finden sich z. T. ausgeprägte Appetitstörungen mit u. U. bedrohlichem Gewichtsverlust sowie Störungen im körperlichen Liebesverlangen (Libidoverlust).

Geradezu wegweisend für die Diagnose einer Melancholie sind Schlafstörungen oder gar Schlaflosigkeit. Es gibt eigentlich keinen Patienten, der im Verlauf einer Melancholie nicht unter Schlafstörungen litte. Hier gilt das frühmorgendliche, gequälte Erwachen als kennzeichnend, während hingegen Einschlafstörungen eher kennzeichnend für die reaktive Depression sind. Melancholische Patienten beklagen einen „zerhackten" Schlaf.

Das „Gefühl der Losigkeit"

Wir müssen uns aber noch mehr mit dem *seelischen* Erleben eines Melancholiekranken beschäftigen. Bereits der französische Psychiater Dominique **Esquirol** (1772–1840) hat vor fast 200 Jahren bei der Melancholie ein „Fehlen innerer Empfindungen" beschrieben. Gerade dies ist charakteristisch für diese Erkrankung. Andere Nervenärzte berichteten, z. T. bereits Anfang dieses Jahrhunderts, vom Empfinden bei der Melancholie als „Existenz ohne Existenzgefühl" (**v. Gebsattel**), als „erlebte Leblosigkeit" (**Schulte**) und als „Gefühl der Gefühllosigkeit" (**Schneider**). Zusammengefaßt nannte der Psychiater **Lenz** die Melancholie ein „Syndrom der Losigkeit".

Hier sollten wir ein inneres Ausrufezeichen setzen!

Die Melancholie geht nämlich *nicht* mit einer traurigen Verstimmung einher, sondern viel eher mit einer ganz anderen Qualität der Stimmung. Es gilt geradezu die Empfindungen des *„Nicht-traurig-sein-Könnens"*, mit der Schulte 1961 das Wesen der Melancholie deutlich beschrieben hat. Bei der Melancholie ist also jedes Gefühl denkbar, nur nicht das der echten Traurigkeit. Mit unserem

Verständnis von Melancholie oder Depression paßt das bis hierher Gesagte ganz und gar nicht zusammen.[11]

Antriebsstörungen

Ganz eng verbunden mit der Störung im Bereich der Empfindung sind auch Störungen im Bereich des *Antriebs*. Wollen und Handeln unterliegen bei einem Melancholiekranken in vielfältiger Weise einer Hemmung oder Blockierung. Diese Patienten leiden an Energieverlust, häufiger Willens- und Entschlußlosigkeit – die als Initiativ- und Interesselosigkeit mißdeutet werden kann –, insbesondere aber auch an der Unfähigkeit zu einer ausdauernden Handlung. Wird einmal eine Tätigkeit begonnen, so kann sie – wenn überhaupt – nur unter heftigster, geradezu quälender Anstrengung zu Ende geführt werden. Oft ist es sogar so, daß diese Handlung immer und immer wieder neu begonnen werden wird, bis sie dann schließlich unverrichteter Dinge ganz abgebrochen wird.

Beispiel:

40jährige Hausfrau, bekannte wiederholte depressive Phasen. Das Aufstehen am frühen Morgen fällt ihr sehr schwer; das Frühstück, das sie sonst immer liebevoll ihrem Ehemann zubereitet, wird jetzt von diesem besorgt. Diese Patientin, eine sonst übergenaue Hausfrau, quält nun insbesondere die Unmöglichkeit, ihren Haushalt gewissenhaft zu erledigen. Sie setzt sich kleine Ziele, um wenigstens etwas zu leisten. Mit Antrieb bringt sie den Staubsauger ins Wohnzimmer, muß aber dann bereits die erste Pause wegen quälender innerer Unruhe einlegen. Während dieser Pause läuft sie umtriebig im Wohnzimmer auf und ab und macht sich heftige Vorwürfe, noch nicht einmal diese Arbeit fertigzubringen. Insgesamt 4 Versuche startet die Patientin, um eine Ecke des Wohnzimmers staubzusaugen, bricht die Anstrengung dann aber ab, setzt sich auf das Sofa und schaut mit versteinerter Miene blicklos umher. Schwerste Selbstvorwürfe folgen. Sie will dann wenigstens den Abwasch erledigen, muß aber auch diesen Versuch nach einer knappen Stunde abbrechen. Sie selbst leidet sehr unter diesem geschäftigen „Auf-der-Stelle-Treten"

---

[11] Noch einmal zur Betonung: Wir sprechen grundsätzlich über die ***Depression***, sehen hier aber aus Verständnisgründen vorerst davon ab, die schwere Depression weiter zu unterteilen und sprechen daher vorerst zwar nicht genau, aber hoffentlich deutlich von der ***Melancholie***.

und fühlt in sich eine quälende Unruhe, die sie aber nicht abreagieren kann. Dazu kommen Minderwertigkeits- und Versagensgefühle.

Melancholiewahn

Als weiteres Symptom kann sich bei Melancholiekranken auch ein Wahnerlebnis oder gar eine Wahnwelt einstellen. Besonders leiden Melancholiekranke an einem *Schuld*- oder *Versündigungswahn*. Der Kranke fühlt sich wegen seiner Schlechtigkeit oder Schuldhaftigkeit von allen beobachtet, verfolgt, geradezu bestraft. Die Kranken sind mit Gewißheit der Überzeugung, irgendwann in ihrem Leben eine schwere Schuld oder Sünde begangen zu haben, für die sie nun büßen müssen. Viele fühlen sich auch für alles Übel der Welt verantwortlich und von strafenden und mißbilligenden Blicken verfolgt. Der Nervenarzt **Scheid** hat recht eindrucksvoll dieses Bild beschrieben als den „Zeiger der Schuld" auf sich gerichtet zu sehen.

Oft liegt tatsächlich eine kleine Unregelmäßigkeit oder ein kleines Vergehen wie ein bei der Steuererklärung nicht angegebenes Sparbuch oder ähnliches weit zurück. Der Wahnkranke steigert und übertreibt diese Unkorrektheit aber ins Unermeßliche.

Auch für den Melancholiewahn gilt, daß er absolut gewiß und unkorrigierbar ist. Im Unterschied aber zum Wahn des Schizophreniekranken ist der Wahn der Melancholiker allerdings mit seinem Wahninhalt *rückwärts* in die Vergangenheit gerichtet. Bei der Schizophrenie sieht es ja zum großen Teil anders aus: Dort ist der Wahn meist in einem Bezug zu Gegenwart oder Zukunft.

Was sagt uns die „Tagesschwankung"?
Früher wurde als wichtiges Kriterium die sog. „Tagesschwankung" gewertet. Hier gilt, daß der Melancholiker ein „morgendliches Stimmungstief" („Der Tag liegt wie ein Berg vor mir!") mit Aufhellung am Nachmittag oder in den frühen Abendstunden aufweisen solle. Viele Melancholiekranke aber ignorieren diese einfache Regel, manche tun sogar einfach das Gegenteil, so daß die Bewertbarkeit dieser Tagesschwankung als Hinweis auf eine Melancholie doch eher zurückhaltend zu beurteilen ist.

Etwas anderes aber bietet die Tagesschwankung: einen Hinweis auf eine bevorstehende Verbesserung der Symptomatik. Während anfangs der Depressive über den gesamten Tagesverlauf noch wächsern und starr erscheint, so ist eine Aufhellung, gleichgültig ob sie nun morgens oder nachmittags auftritt, ein prognostisch günstiges Zeichen als Hinweis auf ein nicht mehr zu fernes Ende der depressiven Phase.

Endogen, exogen und anders mehr

Wir haben bis hierher die Extremform einer Depression besprochen, nämlich die Melancholie oder *endogene Depression*. Aber jetzt schon wird es schwierig. Denn wenn wir andere Depressionsformen beschreiben wollen, müssen wir sie auch benennen. Und gerade in diesem Fall gibt es eine große Anzahl von Systemen, die die verschiedenen Depressionsformen zusammenfassen wollen.

Wir wollen uns ein wenig diesen Schwierigkeiten stellen. Wenn wir irgend jemanden treffen, der nach unseren Vorstellungen und unserem Verständnis depressiv erscheint, so fragen wir ihn oder machen uns unsere eigenen Gedanken, was er wohl haben mag, was ihm fehle, was der Grund für seinen Zustand sei. In den allermeisten Fällen dürfte es leicht sein, eine Verbindung zwischen Erlebnis und Stimmungszustand zu finden.

Beispiel:
Eine 60jährige Frau wirkt müde, erschöpft, lustlos, ohne Antrieb; bisweilen weint sie auch. Wir erfahren, daß ihr Mann vor drei Monaten verstorben ist.

Diese Reaktion erscheint uns einsichtig und auch menschlich. *Unsere* Reaktion wird auch deutlich sein: Mitgefühl, Verständnis, Angebot zur Hilfe.

Sehr schwierig wird es aber bei bestimmten Depressionsformen, für deren Ausprägung uns das Verständnis z. T. vollkommen fehlt.

Beispiel:
Ein 50jähriger Mann, macht sich Vorwürfe, klagt sich an, beschreibt die Welt als trist und leer und gibt sich die Schuld daran. Er erklärt, keinerlei Hoffnung auf eine Besserung seines Zustandes zu haben, habe bereits „alle Tränen geweint", das Gesicht brenne davon, er möchte, könne jedoch nicht mehr

weinen. Sein jetziger Zustand sei eingetreten, als er vor etwa 9 Monaten die Lieblingspuppe seiner kleinen Enkeltochter versehentlich zertreten habe. Sie sei daraufhin sehr traurig gewesen, und er habe eingesehen, daß er ein schlechter und grober Kerl sei, der das Glück, eine so liebenswerte Enkelin zu haben, nicht verdient habe.

Dieses Traurigsein ist für uns nicht verständlich. Wir finden keine Verbindung zwischen Auslöser (Zerstörung der Lieblingspuppe seiner Enkelin mit folgenden Selbstvorwürfen) und dem jetzigen Zustand (Initiativ- und Perspektivlosigkeit)[12] Entsprechend wird auch *unsere* Reaktion sein: Bestenfalls halten wir den Patienten für lächerlich, vielleicht auch werden wir nach einiger Zeit wütend und gereizt auf ihn, der sich so gar nicht *zusammenreißen* will.

Für uns, die wir naturwissenschaftlich zu denken gewöhnt sind, wird es nun sehr schwierig, hier eine Verbindungslinie herzustellen. Letztlich müssen wir dann irgendwann feststellen, daß uns hier alle Erklärungsversuche im Stich lassen.

Bisher versuchte man, diese Nichterklärbarkeit damit zu überbrücken, daß man die eine Depressionsform *exogen* nannte, also von außen herrührend, die andere *endogen*, in der umgekehrten Bedeutung, also von innen stammend. Die schwere endogene Depression wurde mit zu den Psychosen gerechnet.

> Unter **Psychose** kann man eine das gesamte Seelen- und Gemütsleben verändernde und beeinträchtigende Erkrankung verstehen, ohne daß die einzelnen Ausdrucksweisen eines Psychotikers immer von uns verstanden würden.

Die oben beschriebene Einteilung „exogen – endogen" brachte Probleme mit sich. Denn unterschwellig bedeutet endogen ja, daß hier stets auch die *Veranlagung* mit im Spiel sei, und Veranlagung hat immer den Beigeschmack von unheilbar an sich; denn eine Veranlagung hat man – oder man hat sie nicht. Sicher ließe sich auch hier statistisch etwas „beweisen", aber das würde nicht

---

[12] Der Zustand hat im übrigen nicht vor 9 Monaten, sondern vor etwa 4 Wochen angefangen. Der Patient begreift diese „Zeitlücke" aber als nicht zeitig, d. h. für ihn ist der Zeitraum ganz unerheblich: Anfang und Auslöser decken sich zwar nicht, gehören aber dennoch untrennbar zusammen.

erklären, weshalb dieser Patient zu diesem Zeitpunkt an dieser Depression in dieser Ausprägung erkrankt.

Kompliziert wurde die Angelegenheit noch dadurch, daß die endogene Depression als Psychose zu einer Unterform des *manisch-depressiven Irreseins*, der *Zyklothymie*, gerechnet wurde, wobei die Manie als heitere oder auch heiter-gereizte Verstimmung sich phasenweise mit der Depression abwechselt. Nach dieser Auffassung ist die endogene Depression also immer nur Bestandteil des manisch-depressiven Irreseins, paradoxerweise auch dann, wenn niemals eine manische Phase beobachtet wurde. Man nannte diese Erscheinung dann eine *monophasische Zyklothymie*, was etwa so sprachlogisch ist, als wenn man von jodfreier Jodsalbe oder einem zweihändigen Menschen mit nur einem Arm spricht.

Es gab daraufhin Versuche, dieses Problem dadurch zu umgehen, daß man einfach *primäre* und *sekundäre Depressionen* annahm.

- Eine primäre Depression wurde hierbei angesehen als eine traurige Verstimmung *ohne* direkt vorausgegangene oder parallel verlaufene körperliche Erkrankung bei Patienten, die psychiatrisch bisher nicht auffällig oder nur depressiv erkrankt waren.

- Eine sekundäre Depression war eine Erkrankung *während* einer körperlichen Erkrankung oder im Zusammenhang mit einer anderen psychiatrischen Erkrankung.

Diese Einteilung hat v. a. den Vorteil, sehr einfach und unkompliziert zu sein. Eine schwere Melancholie ist dann nach dieser Auffassung das eine Ende der Meßlatte, während eine flüchtige Verstimmung das andere Ende dieser Latte darstellt.

Der deutsche Psychiater **H. J. Haase** schlug eine andere Einteilung vor, die sich bislang aber nicht so recht durchgesetzt hat. Er versuchte, einerseits die Form (grch.: *morphe*) und andererseits einen möglichen Anlaß, also die Ursache einer Depression zusammenzufügen. In Anlehnung an die bisher gebräuchlichen Formen endogen-exogen nannte er diese Depressionen *endomorph* und *exomorph*:

- Endomorph sollte in diesem Zusammenhang so viel bedeuten wie von innen heraus gestaltet.

- Exomorph beschreibt das Aussehen einer Depression als von außern kommend.

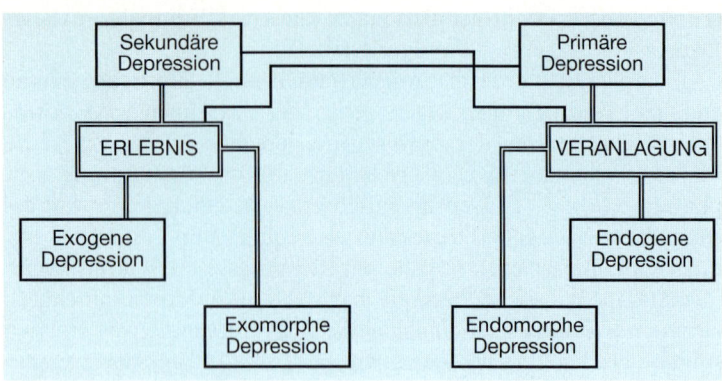

Abb. 13. Zusammenhänge der verschiedenen Depressionsformen

Einfacher ausgedrückt bedeutet das:

Eine exomorph geprägte Depression erscheint uns in ihrer Art verständlich, während sich die endomorphe Depression unserem Verständnis entzieht.

Dabei betont Haase aber eindeutig, daß es auch für eine endomorphe Depression eine nachvollziehbar erklärliche *Ursache* geben kann, wie z. B. in unserem oben angeführten Krankkheitsfall (dies allerdings nur mit einiger Mühe: Die Selbstvorwürfe nach der Zerstörung der Lieblingspuppe der Enkelin), die *Verarbeitung und Ausgestaltung* in der Folge ist uns nun aber nicht mehr verständliche (Selbstwertverlust).

Diese Einteilung halten wir für die logischste und insbesondere auch praktikabelste. Da sie sich aber in Deutschland nicht so recht durchsetzen konnte, wollen wir an der Einteilung endogen-exogen festhalten.

Eine Verblüffung löst die Tatsache aus, daß alle bisher beschriebenen Versuche, die Depression logisch zu unterteilen, sich doch in irgendeiner Weise decken. Eine endogene Depression sieht ähnlich wie eine primäre oder endomorphe aus; hier wird auch der Schwerpunkt auf der Veranlagung liegen. Auf der anderen Seite sieht natürlich eine exogene Depression sehr ähnlich wie eine exomorphe aus. Auch die sekundäre Depression ist hier einzufügen. Alle 3 Depressionsformen sind zuerst erklärbar durch ein Erlebnis.

Bei aller Unterschiedlichkeit in der Einteilung wird doch gar nicht so Unterschiedliches gemeint (Abb. 12).

1883

Zur Zeit ist die Psychiatrie – zumindest in der Depressionsforschung – sehr der Mathematik verwandt. Momentan werden nämlich Zahlen über Zahlen zusammengesetzt, die ihrerseits später einmal ein großes Mosaik ergeben sollen. In der *Beschreibung* der depressiven Patienten ist man aber noch nicht über die Anfänge hinaus gelangt. Zur allgemeinen Überraschung findet sich daher im derzeit wohl aktuellsten Psychiatriehandbuch, der *Psychiatrie in Praxis und Klinik* (1984ff.), das immerhin 7 Bände umfaßt, in dem Band, der sich mit depressiven Erkrankungen befaßt, eine Kurzbemerkung des deutschen Herausgebers, **U. H. Peters** aus Köln:

> Kaum ein modernes Lehrbuch liefert noch eine ausführliche klinische Beschreibung der Depression, oft werden nur Symptomlisten aufgeführt. Deshalb wird an dieser Stelle der deutschen Ausgabe Kraepelins heute schwer zugängliche erste Beschreibung aus dem „Compendium der Psychiatrie" (1883) wiedergegeben (Bd. 1, S. 347–349).

Darauf folgt ein mehrere Seiten umfassendes Zitat dessen, was bereits der Gründer der modernen Psychiatrie, **Emil Kraepelin**, vor über 100 Jahren in seinem Lehrbuch schrieb.

Dem deutschen Übersetzer und Herausgeben dieses Handbuchs (in der amerikanischen Originalausgabe fehlt dieser Zwischentext) gebührt aufrichtiger Dank und Anerkennung, hier deutlich gemacht zu haben, daß bei der *Beschreibung* einer Depression die moderne Psychiatrie noch nicht weiter ist als vor 100 Jahren. Wir möchten deshalb noch einmal auf die Einleitung (S. 5–6) verweisen, in der der Unterschied zwischen alten und neuen Lehrbüchern kurz angeführt worden ist.

Wen aber Reisen in die Vergangenheit interessieren, für den haben wir einen neuerdings auch als Taschenbuch erhältlichen Leckerbissen bereit. Bereits 1621 schrieb **Robert Burton**, ein englischer Gelehrter, die *Anatomie der Melancholie*. Dieses dicke Werk ist so umfangreich, daß es in 3 Teile aufgeteilt wurde. Der 1. Teil („Anatomie der Melancholie") ist bei dtv erhältlich, der 3. Teil („Schwermut der Liebe") bei Manesse. Den mittleren Abschnitt findet man zur Zeit leider nicht. So aber gibt es wenigstens 2 interessante Bände aus dem Werk. Und welche Aktualität Burton auch heute noch hat, zeigen diese Strophen aus dem Einleitungsgedicht:

1.
Ich hänge den Gedanken nach
und träume ohne Ungemach
von Schlössern, die in Luft gebaut,
nur rosarote Phantasien
im Fluß der Zeit vorüberziehen.
    Anderes Glück vergällt mir
    süßeste Lust: Melancholie.

8.
Seufzer und Tränen sind der Lohn
durchwachte Nächte, Reue, Hohn,
die Eifersucht salzt mein Geschick,
doch gibt es keinen Weg zurück,
was Liebe war, wird Folterbank,
es liegt die Seele siech und krank.
    Anderes Leid – Gold gegen die
    bitterste Last: Melancholie.

9.
Freunde, Gesellen, gebt mir Ruh,
ich sperre meine Türen zu,
wohl ist mir nur, wenn ich privat
vorsitze dem Gedankenrat,
mein Diadem, mein Königreich,
kein Schatz der Erde kommt dir gleich.
    Anderes Glück vergällt mir die
    süßeste Lust: Melancholie.

10.
Die große Pest der Einsamkeit,
die mich vertiert und mich entzweit
von Licht, Gesellschaft, frohem Mut,
ersäuft mein Hirn in trüber Flut,
alles versumpft, die Freude weicht,
ich bin auf Angst und Gram geeicht.
    Anderes Leid – Gold gegen die
    drückende Last: Melancholie.

Nachdem wir uns nun ein wenig bei den Schwierigkeiten in der Einteilung der Depression aufgehalten haben, wollen wir uns jetzt wieder deren Aussehen zuwenden.

Reaktive und endogene Depressionen

Einen traurig verstimmten Menschen erkennen wir aus eigenen Erfahrungen heraus sofort. Er wird uns ein Bild bieten, das in der so treffenden Sprache der Jugendlichen umschrieben wird mit „Der ist aber nicht gut drauf" oder „Der hat wohl voll den Durchhänger"! Beides beschreibt genauestens die Depression, also die Niedergedrücktheit.

> Zu einer reaktiv ausgelösten Depression, also einer Traurigkeit aufgrund einer klar erkennbaren Ursache, gehört die Niedergeschlagenheit das „Nicht-Wollen-trotz-Können", nämlich die willentliche Unfähigkeit zu zielgerichtetem Handeln. Hier besonders unterscheidet sich die reaktive von der endogenen Depression. Wir können diese Form der Depression, diese Umtriebigkeit mit dem Bild eines Motors vergleichen, der zwar wild aufheult, das Fahrzeug aber nicht einen Millimeter von der Stelle bringt, weil kein Gang eingelegt ist.

Sehen wir uns das einmal genauer an. Wie in dem Beispiel zu Anfang dieses Kapitels dargestellt, kämpft die 40jährige Hausfrau damit, ihren Haushalt nicht besorgen zu können, obwohl sie sich dazu zwingen möchte. Jemanden, der z. B. seinen Lebenspartner verloren hat, wird die Depression möglicherweise anders befallen. Er *könnte* wohl bestimmte Handlungen durchführen, möchte dies in vielen Fällen aber gar nicht tun, vielmehr fühlt er sich davon abgehalten, um in seiner Gedankenwelt für sie allein und mit dem Verstorbenen zu sein. Wir können hier also grundsätzlich von einem „Nicht-Wollen-trotz-Können" ausgehen, wie es der schon erwähnte Nervenarzt Haase vorgeschlagen hat. Dies dürfte das wichtigste, zumindest offensichtlichste Unterscheidungsmerkmal sein.

Daraus ergeben natürlich deutliche therapeutische Konsequenzen (Näheres dazu weiter unten).

Die reaktive Depression läßt sich also mit einer tiefen Niedergeschlagenheit, einem Verweilen und Erinnern sowie einem z. T. schwermütigen Verharren in der Erinnerung, oft gepaart mit bittersten Selbstvorwürfen, umzeichnen, was schließlich auch zu Inaktivität führt und Passivität bewirkt. *Wir alle* haben mit Sicherheit ähnliche Phasen durchgemacht, sei es, daß wir als Kind erleben mußten, wie unsere Hauskatze starb oder daß wir später eine sehr schmerzhafte Trennung von Freund oder Freundin durchmachen und verkraften mußten oder daß wir später im Beruf das Gefühl hatten, benachteiligt zu werden.

Hand auf's Herz: Wer war in seinem Leben wirklich noch nie so richtig traurig, daß er dachte: So, jetzt ganz tief schlafen, und nie wieder aufwachen – das wäre schön?

Der Normalfall wird so ein, daß wir die Depression nach einiger Zeit überwunden haben, evtl. sogar gestärkt und mit neuer Erfahrung („Das passiert mir aber nicht noch einmal!"). Verarbeiten wir diesen Konflikt jedoch nicht richtig, so kann sich evtl. im Laufe der Zeit eine Neurose bilden – mit diesem Begriff bezeichnen wir ja die Folge von nicht richtig verarbeiteten Konflikten oder Streitpunkten. Unter diese Kategorie fällt z. B. der Jüngling, der die Trennung von seiner Freundin nie richtig verwunden und verarbeitet hat. Er geht auch noch nach Jahren gemeinsame Spazierstrecken ab, sitzt in der Kneipe immer an ihrem Stammplatz, findet auch keinen Zugang zu anderen, weil ja sowieso niemand so ist wie sie.[13]

---

[13] **Udo Lindenberg** hat in seinem Lied „Ich lieb dich überhaupt nicht mehr" übrigens einen solchen Typen beschrieben. Mal reinhören: So ein bißchen, auch wenn es nur ganz wenig ist, erkennen wir uns auch in diesem verschrobenen Typen, der wohl auch in seiner Beziehung zur Freundin, so kann man annehmen, nie ganz so ehrlich gewesen sein dürfte, wie er es jetzt zu sich selbst ist. So entstehen solche Probleme!

Wie reagieren *wir* auf depressive Menschen?

Mit Sicherheit hat jeder zumindest eine tief-depressive Phase selbst erlebt. Jeder hat aber auch erlebt, wie Bekannte oder Freunde an einer Depression gelitten haben. Für uns, die wir zu kranken Menschen in einer besonderen Beziehung stehen, ist es deshalb vordringlich wichtig, auch unsere Gefühle und Empfindungen gegenüber depressiven Menschen zu kennen und abzuschätzen.

Beispiel:
Ein Patient wird eingeliefert, er hat einen Verkehrsunfall verschuldet, bei dem seine Ehefrau ums Leben kam. Selbst nur leichtverletzt, macht er sich jetzt heftige Vorwürfe und ist zu keinerlei eigenen Aktivitäten zu bewegen.

Unsere erste Reaktion ist tiefstes Mitgefühl, evtl. zusammen mit dem sicherlich nicht ausgesprochenen Vorwurf, er hätte halt vorsichtiger fahren sollen. Anfangs wird dieser Patient das sog. psychische „Kindchenschema" in uns erwecken, also die spontane Bereitschaft zu Hilfe und Unterstützung für Schwächere. Je nachdem, wie der Patient nun im Laufe der Zeit und der Behandlung seine Depression bearbeitet (oder passiv sich in ihr ergeht), ändert sich auch unsere Einstellung ihm gegenüber. Ist der Tiefpunkt der Trauer rasch überschritten, so würden wir ihn vielleicht in erster Linie als gefühllos oder kaltherzig bezeichnen, möglicherweise uns auch eigene Gedanken über die Ursache dieser „Gefühllosigkeit" machen (z. B. in der Ehe habe wohl ohnehin nicht mehr alles gestimmt).

Eine andere Möglichkeit wäre, diesem Patienten eine „harte Schale" zuzugestehen, der zwar sehr traurig und vielleicht auch verzweifelt sei, aber nicht nach außen zeigen könne.

Ist der Patient aber auch nach Jahren noch nicht mit seiner Depression „fertig" geworden, übertreibt er (unserer Meinung nach sogar) seine Selbstvorwürfe und zwingt sich dazu, nicht mehr zu lachen, seine Freunde nicht mehr zu sehen, so werden wir mehr und mehr mit Unverständnis, Ärger und Gereiztheit reagieren, anderen möglicherweise aber herablassend davon erzählen, welch schweres Schicksal dieser arme Mann doch gehabt habe.

> Exogene Depression: Diese Art der Depression kennen wir, und
> wir haben gelernt, sie abzuschätzen. Hiermit können wir eigentlich
> umgehen!

Ganz anders aber sieht es mit der sog. endogenen Depression aus.
Denken wir noch einmal an den Patienten, der das Lieblingspüpp-
chen seiner Enkeltochter unwissentlich zerstört hat. Dieser Patient
würde nach einer gewissen Zeit unweigerlich Aggressionen in uns
wecken, ganz einfach wohl auch deshalb, weil wir diese Art der
„Trauerarbeit" nicht nachvollziehen können. Insbesondere in einem Krankenhaus, in dem fast ausschließlich körperlich bezogen
gedacht wird, werden diese Patienten zu ihrem Unglück belächelt
oder nicht für voll genommen. Es ist auch wirklich schwer für
jemanden, der in Biologie, Chemie und Pharmakologie hervorragend ausgebildet wurde, einem Patienten gegenüberzutreten, der
sich bei der Visite vor Angst unter dem Bett versteckt hält und von
dort auf Fragen antwortet. Pathologische Laborwerte werden wir
bei diesem Patienten bestimmt nicht in erster Linie unterstreichen
können, hier müssen wir ganz anders denken – insbesondere aber
müssen wir auch *uns selbst* beobachten, denn zu leicht kann es
geschehen, daß wir einen Patienten, den wir nicht verstehen,
ungerecht und seiner Lage überhaupt nicht angepaßt behandeln.

> Endogene Depression: Unverständnis für den Patienten und
> dessen Lage führt dann zu ungerechtem Verhalten, wenn wir uns
> selbst nicht dauernd selbst beobachten und unsere Reaktionen
> auf seelische Erkrankungen kennen und beurteilen können.

Begleitdepressionen

Als weitere Erscheinung der Depression wollen wir uns nun der
Begleit- oder sekundären Depression zuwenden.

> Dieses ist ein Krankheitsbild, das im Gefolge von anderen,
> zumeist körperlichen Erkrankungen auftritt. Die Ursache ist auch
> hier nicht ganz geklärt; vermutet wird aber ein Zusammenhang mit
> einer verminderten Durchblutung bestimmter Hirnteile. So ist eine

tiefe Niedergeschlagenheit bei Hypotonikern nicht selten. Zur Parkinson-Erkrankung gehört auch immer eine mehr oder weniger ausgeprägte Depression. Ebenso ist ein absolutes Stimmungstief bei nicht kompensierter Herzinsuffizienz (Herzmuskelschwäche) bekannt.

Wird die Parkinson-Erkrankung oder die Herzmuskelschwäche richtig behandelt, so verschwindet auch sehr häufig die Depression.

Die Undankbare
oder: Depression und „Multimorbidität"

Oft geraten Patienten mit mehreren Erkrankungen in den Verdacht, undankbar oder grantig zu sein.

Beispiel:

Eine Patientin mit einer schweren Herzinsuffizienz, einer beidseitigen Hüftgelenksarthrose, einem klinischen Diabetes mellitus sowie einer beginnenenden Katarakt wird zur stationären Aufnahme eingewiesen. Bei der Blutuntersuchung finden sich weiterhin deutlich erhöhte Harnsäure- und Cholesterinwerte. Die Patientin wirkt niedergeschlagen, ist verzweifelt und hoffnungslos. Die Behandlung wird eingeleitet, klinischer Zustand und Laborparameter verbessern sich stetig. Anfangs verläuft parallel zur Verbesserung des Befundes auch eine Besserung des Befindens; d. h. die Stimmung hellt sich auf. Nach 2 Wochen schlägt diese Verbesserung aber um in eine nörglerische, teilweise aggressive Haltung.

Was ist geschehen? Die *multimorbide* Patientin mit vielerlei Leiden kam erst auf drängendes Anrates ihres Hausarztes in stationäre Behandlung mit einer akuten Dekompensation ihrer seit langem bekannten Herzmuskelschwäche. Diese letzte Verschlechterung raubte ihr dann sehr viel Lebenswillen. Mit einer Verbesserung ihres Herzzustandes wurde auch eine Besserung der Stimmung bemerkt: es geht wieder aufwärts! Bald ging es ihr dann wieder so gut, daß ihre anderen Leiden wieder in den Vordergrund treten konnten. Es hatte also wirklich eine dramatische Verbesserung der dringendsten Erkrankung wieder Platz gemacht für das Gewahrwerden der anderen Leiden.

Wir selbst kennen sicherlich ähnliches: Unser Freund hat uns verlassen und zieht nun mit einer anderen durch die Welt. Zwei, drei Tage sind wir wie gelähmt vor Schmerz, Wut und Trauer und denken an nichts anderes als an „ihn" mit „seinem Miststück" – als plötzlich heftigste Zahnschmerzen ausbrechen. Aus diesem anfänglichen „Jetzt auch noch das!" wird dann bald der Hauptgedanke; der untreue Johann tritt weit in den Hintergrund und wird fast vergessen. Erst mit Besserung des Zahnschmerzes fällt uns unser Elend wieder ein, und der ganze Jammer beginnt von vorne.

Ähnliches geschieht auch mit vielen Patientinnen und Patienten im Krankenhaus. Es handelt sich also keineswegs um Undankbarkeit oder gar Nörgelei, sondern ist – man mag es für komisch und fast abwegig halten – der Beweis für gute Behandlung und Pflege. Wir müssen uns also soweit umstellen, daß wir nicht wütend oder verletzt reagieren, weil der undankbare Herr X, nachdem wir ihn doch so gut behandelt haben, immer noch meckert, sondern wir müssen uns darüber klar werden, daß dies durchaus möglich ist und daß dieses Verhalten an der Vielzahl der Erkrankungen des Patienten liegt.

„Involutionsdepression"

Eine Sonderform ist die traurige Verstimmtheit im Alter, die sog. „Involutionsdepression" (also die Rückbildungstraurigkeit). Dieses Syndrom soll ausschießlich in den Jahren ab etwa 60 mit den Hauptkennzeichen *Erregtheit (Agitiertheit), Schuldgefühle* und *Hypochondrie* auftreten.

Oft wird eine Hirnleistungsschwäche, die auch einhergehen kann mit Verstimmung, mürrischem Auftreten, Unruhe etc., als Depression mißdeutet und andersherum eine Depression im Alter als Hirnleistungsschwäche angesehen. Das ist deswegen so fatal, weil diese Form der Depression gut behandelbar ist und ältere Menschen ja nicht automatisch als verkalkt zu gelten haben – auch wenn es für die Versorgung recht einfach ist, dies so anzunehmen.

Depression ohne Depression

Zu guter Letzt wollen wir uns um ein Krankheitsbild mit einer eigentlich recht widersprüchlichen Bezeichnung kümmern: es handelt sich um die „depressio sine depressione", eine Depression ohne Depression. Es hört sich in der Tat so an wie „jodfreie Jodsalbe", soll uns aber noch einmal darauf hinweisen, was wir zu Anfang des Kapitels besprochen haben. Die Melancholie, also die endogene Depression, ist ja nicht in erster Linie eine Erkrankung des Gemüts, sondern eine Störung des Körperempfindens. Wenn wir einerseits dies als Depression bezeichnen, Depression andererseits aber auch auffassen als traurige Verstimmung, so würden wir „depressio sine depressione" übersetzten mit „Störung des Körperempfindens ohne traurige Verstimmung" oder einfacher als *"Niedergeschlagenheit ohne Traurigkeit"*.

So gibt diese Bezeichnung auch deutlich Sinn.

In letzter Zeit sind Patienten in die Praxen und Krankenhäuser geströmt, die hauptsächlich über Erschöpfung, Unmöglichkeit sich zur freuen, allgemeine Überlastung; Schlafstörungen und anderes mehr berichteten. Auch bei noch so aufwendigen Untersuchungen ergab sich kein verwertbarer pathologischer Befund; die Schlafstörungen ließen aber dann doch aufhorchen: hier könnte eine *endogene Störung* vorliegen.

Dieses Krankheitsbild wurde dann als *larvierte Depression*, also als eine Depression in der Larve oder besser unter der Tarnkappe von allgemeiner Erschöpfung, bekannt.

Diese Erkrankung dürfte viel häufiger sein, als wir bisher vermutet haben; insbesondere in der inneren Medizin dürfte sie mittlerweile einen der Diagnosespitzenplätze übernommen haben. Wir finden aber auch sehr häufig Patienten mit Körpern, übersät von Narben von operativen Eingriffen genervter Chirurgen, die sich mit der Zustimmung der (oft vehement) geforderten Operation Ruhe erkaufen.

Die betroffenen Patienten gehen oft genug einem Teufelskreis entgegen. Sie klagen beispielsweise über Engegefühl in der Brust, Bauchbeschwerden, Luftnot, ohne daß auch die vielfältigsten Untersuchungen Hinweise auf eine richtiggehend körperliche Erkrankung finden ließen. Die Patienten werden nach einiger Zeit zumeist abgefertigt mit der Bemerkung, sie seien doch gesund und sollten sich nur ein bißchen zusammenreißen. Da sie sich jedoch weiterhin krank fühlen, besuchen sie den nächsten Arzt, der nach menschlicher Erfahrung zumeist auch nicht anders vorgehen wird. So sind die Betroffenen nach einiger Zeit tief enttäuscht und von der Echtheit ihrer Beschwerden desto mehr überzeugt – allerdings jetzt ohne jede Hoffnung auf ärztliche Hilfe.

Irgendeine herkuleische[14] Gestalt wird dann den Mut aufbringen, dem Patienten ins Gesicht zu schleudern: „Sie sind ja gar nicht krank, Sie sind nur ein Fall für den Psychiater!" – Spätestens hier muß sich der Patient für nicht ernst genommen oder gar verrückt gehalten fühlen.

Es zeigt die immer noch vorhandene Armut unserer Medizin, daß wir – wie in diesem Beispiel – kranke Herzen, verletzte Arme, zu wenig arbeitende Bauchspeicheldrüsen behandeln wollen (und natürlich auch können), aber viel zu selten den kranken Menschen insgesamt.

Der Ausdruck „larvierte Depression" ist nicht allzu glücklich und sollte vermieden werden. Larviert ist diese Depression nämlich nur für den, der keine Beobachtungsgabe hat oder sie zumindest nicht einsetzt. Dieses Krankheitsbild zwingt uns aber, einzusehen, daß eine Depression eben nicht nur eine Störung des Gemüts oder Gefühlslebens ist, sonder viel öfter eine Störung der körperlichen Harmonie sein kann. Und wenn wir das bedenken, ist der Ausdruck „larvierte Depression" noch viel widersprüchlicher als „Depression ohne Depression".

---

[14] Nach *Herkules* aus der griechischen Sagenwelt, dem Mann mit der alles bezwingenden Kraft.

Zusammenfassung

Zusammenfassend läßt sich für die Depression folgendes stichwortartig sagen:

- Eine Depression als traurige Verstimmung, Gram, Melancholie, Niedergeschlagenheit, Kummer, Trauer u. a. m. ist eine alltägliche menschliche Erfahrung. Sie ist ursprünglich als Schutzmechanismus gebildet worden, um die Aufmerksamkeit anderer auf den Schwächeren, Schutzbedürftigen (sog. „Kindchenschema") zu lenken.
- Es gibt für uns verständliche, erklärbare Formen der Depression, die einen Auslöser, eine Kummerphase und ein Abklingen beinhalten. Diese Formen können als *reaktive* Depressionen gewertet werden, bei nicht geglückter Verarbeitung als *neurotische* Depression.
- In diesem Fall ist der Patient eher psychisch betroffen, es liegt eine Erstarrung der Gedankengänge mit folgender Einengung des Wollens vor, ein „Nicht-Wollen-trotz-Können".
- Wenn hier eine Behandlung erforderlich wird, so muß sie in erster Linie psychotherapeutisch und stützend orientiert sein.
- Nicht verständliche Formen der Depression, mit oder ohne erklärlichen Auslöser, heißen *endogene* oder *endomorphe* Depressionen, wobei die Ausgestaltung der Depression in keiner Abhängigkeit zur Ursache ausfällt. Oft geht hier ein Wahn mit in die Ausprägung der Depression ein.
- Diese Formen werden vom Patienten als „leibnah" erlebt, also in erster Linie mit Beschwerden im Bereich von Brust, Bauch oder Kopf.
- Der therapeutische Ansatz hierbei ist zuerst die Psychopharmakotherapie, unterstützt durch Psycho- oder Verhaltenstherapie.
- Psychopharmaka kürzen nicht die Dauer einer depressiven Phase ab, sondern mindern „nur" das Leiden.

Medikamentöse Therapie

Vorbemerkungen

Bei der nun zu besprechenden Behandlung der Depression wollen wir uns ausschließlich auf die medikamentöse Therapie beschränken. Das soll keineswegs bedeuten oder auch nur den Anschein davon erwecken, daß jede Depression gleich mit einer Pille beantwortet werden muß. Ganz im Gegenteil darf gesagt werden, daß nur verhältnismäßig wenige Depressionsformen das Haupteinsatzgebiet der Antidepressiva sind. Andererseits dürfen wir auch nicht aus falsch verstandener Menschlichkeit oder aus Furcht vor „der" Chemie uns davor drücken, dann – wenn angezeigt – Antidepressiva einzusetzen.

Der Bonner Psychiater **Weitbrecht** (gest. 1975) hat einmal treffend gesagt: „Es ist nicht unsere Aufgabe, mit den Patienten zu leiden, sondern ihnen zu helfen." Ergänzend müssen wir dazu sagen: Und wenn die aussichtsreichste Hilfe chemische Hilfen sind, so müssen es halt diese sein.

Wen die *Psychotherapie depressiver Störungen* interessiert, der sei auf das Literaturverzeichnis im Anhang verwiesen. Gerade die reaktive oder neurotische Depression sind das bevorzugte Indikationsgebiet einer stützenden oder Verhaltenstherapie.

Eines der schönsten Musikstücke, das überhaupt je geschrieben wurde, ist das 2. Klavierkonzert des russischen Komponisten Sergej **Rachmaninow** (1873–1943). Es ist das Ergebnis einer gelungenen Psychotherapie.

Nach dem gnadenlosen Verriß seiner 1. Symphonie zog Rachmaninow sich in sich selbst zurück und war kaum noch zu Sozialkontakten fähig. Erst unter der Psychotherapie durch Dr. Nikolai **Dahl**, einem Wegbereiter der Psychoanalyse in Rußland und Musikliebhaber, gelang es Rachmaninow, sich langsam aus seiner Depression zu lösen. Während dieser Phase gab ihm Dahl die Aufgabe, seine Gefühle in Musik auszudrücken; daraus entstand dann das 2. Klavierkonzert. Wer genau hinhört und sich vom Zauber dieser Musik führen läßt, kann insbesondere im 1. Satz die auf- und abwogenden Gefühle Rachmaninows erkennen.

Auch wer sonst eher die Musik von **Duran Duran** oder Billy **Idol** bevorzugt, sollte sich doch einmal unvoreingenommen dieses Konzert anhören.

Die *Pharmakotherapie* einer Depression richtet sich nach der
Ausprägung der Erkrankung, d. h. (wie wir schon bei der Bespre-
chung des sog. Kielholz-Schemas gesehen haben) nach der Ausge-
staltung oder dem Aussehen dieser Erkrankung. Noch einmal zur
Wiederholung: Es handelt sich um die 3 in erster Linie in der
Behandlung zu beeinflussenden Zielsyndrome:

- ängstlich-gespannte Erregtheit,
- vital-depressive Verstimmung,
- psychomotorische Hemmung.

Alle 3 Depressionsformen als Ausprägung einer endogenen (oder
endomorphen) Depression sind grundsätzlich für die Psychopharmakotherapie geeignet. Es sollte nach sicherer Diagnosestellung
vorerst auch kein weiterer Versuch einer *reinen, auschließlichen*
Psychotherapie ohne begleitende Medikation gemacht werden, da
nach den Erfahrungen der letzten Jahre das Leiden der Patienten
zumindest nicht wesentlich gemildert wird.

Andere Depressionen mit erkennbarer Ursache, also entweder
die exogene oder exomorphe Depression sind hingegen einer
Psychotherapie in aller Regel gut zugänglich und bedürfen, wenn
überhaupt, höchstens einer Begleitmedikation.

Bei den körperlich begründbaren Depressionen gilt es in erster
Linie, die körperliche Störung zu beheben, die Mitauslöser für die
Depression ist.

Behandlung der Zielsyndrome

Wenn wir uns die Zielsyndrome noch einmal vor Augen führen, so
werden wir die Unterschiede in der Medikation schnell erkennen:

Ängstlich-gespannte Erregtheit

Hauptsymptome sind hierbei starke Angst und Schlaflosigkeit;
ferner fallen Unruhe und innere Gequältheit ohne Möglichkeit zum
körperlichen Abreagieren auf.

Als Mittel der Wahl wird man anfangs ein sedierendes oder gar schlafanstoßendes Antidepressivum wählen. Grundsätzlich kommen in Frage Amitriptylin (*Saroten*) oder Amitriptylinoxid (*Equilibrin*), Maprotilin (*Ludiomil*), Trimipramin (*Stangyl*) oder Doxepin (*Aponal*).

Vorzugsweise sollte die Hauptdosis am Abend gegeben werden (um die Nebenwirkungen zu verschlafen), eine zweite, zumeist kleinere Dosis morgens. Reicht diese Medikation nicht aus, um die quälenden Symptome der Angst, der Niedergeschlagenheit und auch der Schlaflosigkeit zu lindern, so könnte parallel dazu ein Benzodiazepin (s. oben) oder ein niederpotentes Neuroleptikum (s. unten) gegeben werden, das auch sedierend und teilweise antidepressiv wirkt, wie z. B. Thioridazin (*Melleril*), Prometazin (*Atosil*) oder Alimemazin (*Theralene*).

Außerdem hat sich die Behandlung durch Infusionen sehr bewährt, hierbei drängt sich insbesondere das Maprotilin mit guten Behandlungsergebnissen auf. Interessant hierbei ist auch, daß sich bei einer parenteralen Gabe über Infusion die Sedierung offensichtlich stärker auswirkt.

Vital-depressive Verstimmung

Im Vordergrund dieses Syndroms stehen die vegetativen, funktionellen körperlichen Beschwerden wie Leibempfindungsstörungen, Kopf- und Brustschmerzen und anderes mehr. Hier bieten sich die sog. „klassischen" Antidepressiva wie Imipramin (*Tofranil*), Clomipramin (*Anafranil*), Doxepin, Maprotilin oder Trimipramin an. Zur Behandlung der sehr quälenden Schlafstörungen empfiehlt sich gelegentlich auch hierbei die parallele Gabe eines sedierenden Neuroleptikums oder Benzodiazepins. Diese Behandlung kann ebenfalls sehr gut über Infusionen eingeleitet werden.

Psychomotorische Hemmung

Die Ausgestaltung dieses Syndroms ist gekennzeichnet durch eine Hemmung sowohl der Psychomotorik als auch im Vergleich zu den anderen Formen eine noch stärker ausgeprägte im Bereich des Denkens und Fühlens.

Es empfehlen sich hierbei die im Kielholz-Schema links stehenden Antidepressiva vom Desipramin-Typ, also Desipramin selbst (*Pertofran*), Nortriptylin (*Nortrilen*) sowie das relativ neue Fluvoxamin (*Fevarin*). Außerdem haben hierbei die sog. MAO-Hemmer[15] ihr Einsatzgebiet.

Die Hauptdosis sollte bei dieser Gruppe nun immer morgens gegeben werden; falls eine zweite Dosis notwendig wird, so sollte sie nicht nach 16.00 Uhr verabreicht werden.

Bedingt durch den unterschiedlichen zeitlichen Wirkungseintritt (Lösung der psychomotorischen Hemmung schnell, die der Depression aber mit etwa 2–3 Wochen Unterschied), sollte **unbedingt immer** zumindest anfangs eine Begleitmedikation in Form eines Benzodiazepins oder eines anderen, dämpfenden Psychopharmakons gegeben werden. Wie wir bereits öfter besprochen haben, kann es leicht vorkommen, daß nach Lösung der psychomotorischen Hemmung und aber noch weiterbestehender depressiver Stimmungslage Selbsttötungsversuche nun ausgeführt werden können, wovor sonst die Hemmung einen gewissen Schutz darstellte.

Kurzbeschreibung ansonsten nicht besprochener Antidepressiva

Der Vollständigkeit halber seien hier auch noch einige ansonsten nicht näher besprochene Antidepressiva aufgeführt.

Als pflanzlicher Wirkstoff ist zuerst das **Johanneskraut** zu besprechen, das entweder lose als Öl in der Apotheke gekauft werden kann, aber auch als Medikament (*Sedariston*) zur Verfügung steht. Da es auch äußerlich bei Muskelverspannungen, Verbrennungen oder stumpfen Verletzungen angewandt werden kann, nehmen manche das Johanneskraut nicht recht ernst. *Hauptindikationsgebiet* des Wirkstoffs sind leichtere depressive Verstimmungen sowie nervöse Erschöpfungszustände.

---

[15] Monoaminooxidasehemmer; Näheres dazu s. S. 98.

Die Wirkung wird wahrscheinlich über eine allgemeine Beruhigung einsetzen, die durch Einsetzen von erholsamen Schlaf antidepressiv wirkt.

Bei sehr stark gehemmten Depressionen kann der Versuch mit einem sog. „*MOA-Hemmer*" gemacht werden. Es handelt sich hierbei um eine Medikamentengruppe, die die Manoaminooxidase hemmt, also ein Enzym, das die biogenen Amine vor der postsynaptischen noch im synaptischen Spalt teilt und damit unwirksam macht (s. Abb. 10). Durch diese Hemmung steht also mehr „Meldepotential" zur Verfügung, so daß eine ähnliche biochemische Wirkung entsteht wie durch eine „Re-Uptake-Hemmung". Bei den MAO-Hemmern ist ganz besonders darauf zu achten, daß eine strenge Diät eingehalten wird (keinerlei Käse, kein Wein): Beide Nahrungsmittel enthalten nämlich viele Eiweißbausteine, Tyramin, die im Körper später zu Noradrenalin umgebaut werden. Und genau hier setzt die Wirkung der MAO-Hemmer ein, die einen Überschuß an Katecholaminen wie Noradrenalin oder Dopamin bewirken. Es kann also zu heftigsten, kaum beeinflußbaren Blutdruckkrisen kommen, wenn die Diät nicht genau eingehalten wird.

Aus diesem Grund gab es lange Zeit nur noch einen einzigen MAO-Hemmer, das Tranylcypromin (*Parnate*).

Sei kurzem gibt es aber mit Moclobemid (*Aurorix*) wieder einen neuen MAO-Hemmer, der nun allerdings nicht mehr MAO-Hemmer, sondern eben englisch RIMA („reversible inhibitor of monoaminooxidase") heißt also ein reversibler MAO-Hemmer. Dadurch gibt es den bisherigen MAO-Hemmer gegenüber 2 ganz große *Vorteile:*

- Moclobemid ist gut steuerbar, und
- diese angesprochenen hypertensiven Krisen fehlen fast vollständig (lediglich bei Genuß älteren, wohl besonders tyraminreichen Käses muß Vorsicht geübt werden.)

Die bisherigen klinischen Beobachtungen lassen vermuten, daß mit Moclobemid ein neuer und gut verträglicher Wirkstoff gefunden wurde; dies allerdings zu einem im Vergleich zu den anderen Antidepressiva erheblich höheren Preis (die Tagesbehandlungskosten außerhalb der Klinik betragen knapp DM 4,–; eine 9monatige Behandlung schlägt dadurch mit DM 1080,– nicht unerheblich zu Buche).

Weiter gilt zu beachten

Da alle Antidepressiva z. T. ausgeprägte Nebeneffekte wie Mundtrockenheit, Akkomodationsstörungen, Blasenentleerungsstörun-
gen etc. haben, sollte bei der Auswahl von Medikamenten dieser
Stoffklasse nicht nur auf die psychomotorische Ausgestaltung der
Depression, sondern auch auf die übrige körperliche Verfassung
Rücksicht genommen werden. Kontraindikationen (s. oben) sind
strikt zu beachten.

Zu Beginn einer Behandlung sind Blutbild, Elektrolyte einschließlich Eisen und Kupfer sowie Kreatinin und die Leberenzyme
zu bestimmen, ein EKG ist anzufertigen. Außerdem sollen diese
Bestimmungen regelmäßig kontrolliert werden.

Sehr wichtig ist es weiterhin, mit dem Patienten und seinen
Angehörigen deutlich abzusprechen, daß eine depressionslösende
Wirkung nicht sofort gewährleistet werden kann. Ein Um- oder
Absetzen bereits nach einer Woche ist daher für den Patienten
vorlorene Zeit, sofern nicht schwere Nebenwirkungen dazu zwingen, da über den Effekt frühestens nach 2–3 Wochen eine abschlie-
ßende Beurteilung möglich ist. Das Umsetzen eines Präparates
macht daher wenig Sinn, wenn auch die Angehörigen (zumeist gar
nicht die Patienten selbst) über die Wirkungslosigkeit der Tabletten
klagen.

Die wichtigsten Antidepressiva auf einen Blick

Amitriptylin
P: *Saroten*. TRD: 25–300 mg, höhere Dosierung abends.
   Hauptindikation: änglich-gespannte Erregtheit. Sehr gut be-
kanntes Medikament mit insgesamt guter Verträglichkeit.

Amitriptylinoxid
P: *Equilibrin*. TRD: bis zu 180 mg, stationär auch mehr.
   Hauptindikation: ängstlich-gespannte Erregtheit. Amitriptylinoxid wird im Körper rasch zu Amitriptylin umgebaut, soll aber
weniger Nebenwirkungen haben.

Clomipramin (oder Chlorimipramin)

P: *Anafranil.* TRD oral 50–225 mg, parenteral 50–75 mg in isotoner Lösung während 1,5 bis 3 h.

Hauptindikationsgebiet: psychomtorische Hemmung.

Desipramin (oder Desimipramin)

P: *Pertofran.* TRD 75–200 mg.

Hauptindikation: psychomotorische Hemmung. Desipramin ist der Hauptmetabolit von Imipramin, die antriebssteigernde Wirkung soll jedoch deutlich größer sein.

Dibenzepin

P: *Noveril.* TRD: 240–480 mg.

Hauptindikation: vital-depressive Verstimmung.

Dibenzepin ist klinisch dem Imipramin fast identisch.

Doxepin

P: *Aponal.* TRD: oral 75–300 mg, parenteral 150 mg in isotoner Lösung.

Hauptindikation: ängstlich-gespannte Erregtheit, auch bei der Behandlung von Entzugssyndromen unterschiedlicher Ursache (dann aber in wesentlich höherer Dosierung). Beim Prädelir kann vor der Clomethiazol-(*Distraneurin-*)Gabe der Versuch mit Doxepin gemacht werden, wenn die Elektrolyte unauffällig oder ausgeglichen sind.

Fluvoxamin

P: *Fevarin.* TRD: 100–300 mg.

Weil Fluvoxamin erst relativ kürzlich in die Behandlung eingeführt wurde, ist ein genaues Indikationsgebiet noch nicht sicher abzugrenzen. Es soll bei psychomotorischer Hemmung Verwendung finden.

Imipramin

P: *Tofranil.* TRD: 50–150 mg, stationär auch höher bis ca. 300 mg.

Hauptindikation: psychomotorische Hemmung und vital-depressive Verstimmung.

Imipramin ist mehr noch als Amitriptylin *das* Antidepressivum schlechthin, über das es die meisten und am besten gesichertsten Erfahrungen und Berichte gibt.

Neue Indikationsbereiche mit in aller Regel guten Therapierfolgen: Bulimie, Anorexia nervosa, Phobien und Sexualneurosen.

Maprotilin

P: *Ludiomil*. TRD: 75–225 mg.

Hauptindikationen: Vital-depressive Verstimmung, auch ängstlich-gespannte Erregtheit.

Wegen seiner schlafanstoßenden Wirkung und der etwas längeren Halbwertszeit kann die Dosis abendlich 75 mg betragen oder auch 75–0–75 mg[16] bzw. 75–0–150 mg. Insgesamt sind weniger Nebenwirkungen als bei anderen Antidepressiva gleicher Einsatzgebiete beschrieben worden.

Mianserin

P: *Tolvin*. TRD 30–120 mg.

Hauptindikation: Vital-depressive Verstimmung und ängstlich-gespannte Erregtheit.

Etwas stärkerer Sedierungseffekt. Als tetrazyklisches Antidepressivum kaum cholinerge Nebenwirkungen, daher ist der Versuch mit Mianserin auch bei Prostatapatienten möglich. Wegen der Beobachtung gelegentlicher Leukopenien bis sogar Agranulozytosen sollte anfangs das Blutbild häufiger kontrolliert werden.

Moclobemid

P: *Aurorix*. TRD: 150–300 mg.

Hauptindikation: gehemmte Depression.

Moclobemid ist ein neuer Wirkstoff aus der Gruppe der sog. MAO-Hemmer, die sich jetzt RIMA („reversible inhibitors of monoamminooxidase") nennen. Die Kontraindikationen der MAO-Hemmer und die Vorsichtsmaßnahmen (strenge tyramin-

---

[16] 75–0–75 mg: Diese Dosierungsangabe gibt die Dosis für *morgens* (75 mg) *mittags* (0 mg) und *abends* (75 mg) an.

arme Diät, wenig Käse, kein Wein, Auswaschphase von 5 Wochen vor Einsetzen eines neuen Wirkstoffes) brauchen bei Moclobemid nicht so streng gehandhabt zu werden. Insgesamt ein hoffnungsvoll stimmendes neues Medikament, z. Z. allerdings mit noch zu wenig klinischer Erfahrung.

Nortriptylin
P: *Nortrilen.* TRD: 30–150 mg, stationär auch bis 300 mg.
   Hauptindikation: psychomotorische Hemmung.
   Nortriptylin ist Metabolit von Amitriptylin und erbringt keine wesentlichen Verbesserungen, gleichwohl gilt es als Standardtherapeutikum für die Gruppe der gehemmten Depressionen.

Sulpirid
P: *Dogmatil.* TRD 150–300 mg.
   Hauptindikation: psychomotorische Hemmung.
   Sulpirid ist eigentlich ein Neuroleptikum, das aber auch bei Vertigo, Emesis und eben gehemmter Depression eingesetzt werden kann.

Trimipramin
P: *Stangyl.* TRD: 75–300 mg.
   Hauptindikation: ängstlich-gespannte Erregtheit.
   Wegen seiner sedierenden Eigenschaften kann Trimipramin auch als leichtes Sedativum insbesondere in der Geriatrie eingesetzt werden. Stangyl gibt es auch in Tropfenfrom und ist deshalb sehr individuell zu dosieren.

Viloxazin
P: *Vivalan.* TRD: 100–300 mg, maximal stationär bis zu 500 mg.
   Hauptindikation: psychomotorische Hemmung.
   Zu Beginn einer Behandlung sind gelegentliche migräneartige Kopfschmerzen beobachtet worden, desgleichen gastrointestinale Beschwerden. Wegen der ausgeprägten Antriebssteigerung wird die letzte Dosis zum Nachmittag empfohlen.

**Was bei der Verordnung von Antidepressiva
unbedingt zu beachten ist**

Da Antidepressiva längerfristig als z. B. Schlafmittel eingesetzt
werden, auch die Indikation zur Gabe keine andere Wahl läßt
(Antidepressiva sind eben *keine* Mittel der 2. Wahl, sondern *immer*
Medikamente der 1. Wahl), muß man sich über die Verordnung
eines derartigen Medikaments ganz präzise Gedanken machen.
   Abzuklären sind folgende Fragen:

Ist die Diagnose klar?
Noch einmal soll betont werden: endogene (oder endomorphe)
Depressionen sind *antidepressivapflichtig,* d. h. ohne sie ist eine
befriedigende Behandlung nach dem heutigen Stand unseres Wis-
sens nicht möglich.
   Exogene (oder exomorphe) Depressionen im Gegensatz dazu
sind in erster Linie Einsatzgebiete der Psychotherapie, obwohl
mancherorts betont wird, auch in diesem Bereich können Antidepressiva zur Unterstützung (auf schlaudeutsch: „adjuvant") eingesetzt werden.

Wie gestaltet sich die Depression?
Wir müssen die schon angesprochenen „Zielsyndrome" der Depression erkennen und daraufhin das entsprechende Medikament
auswählen. Hier möchten wir noch einmal an das Kielholz-Schema
erinnern. Zwar kritisieren jüngere Psychiater wie V. **Faust** die
„etwas unkritische Tendenz zur Verallgemeinerung dieses lediglich
als Orientierungshilfe gedachten Schemas", sie sagen aber gleichzeitig, für den Praxisalltag habe dieses Schema schon eine Bedeutung. In der Praxis wird es also heißen, nach der Diagnosestellung
„endogene Depression" die Zielsyndrome
- ängstlich-gespannte Erregtheit,
- vital-depressive Verstimmung und
- psychomotorische Hemmung gegeneinander abzugrenzen.

Es kann natürlich auch Mischformen geben.

Liegen Kontraindikationen gegen die Verordnung vor?
Hierzu zählen (zur Wiederholung nur stichwortartig aufgelistet):
- Zustand nach akutem Herzinfarkt,
- Herzrhytmusstörungen,
- Erregungsleitungsstörungen am Herzen einschließlich AV-Block,
- klinisch erkennbare Hermuskelschwäche,
- instabile Angina pectoris,
- Myokarditis,
- dilatative Kardiomyopathie,
- Ileus,
- Prostatavergrößerung mit Harnverhaltung,
- akute Schlafmittel- und Psychopharmakaintoxikation (hierbei sind alle absoluten und relativen Kontraindikationen aufgezählt).

Zusätzlich soll Augenmerk gelegt werden auf:
- unbehandeltes Glaukom (grüner Star),
- „zerebrovaskuläre Insuffizienz",
- Störungen der Schilddrüsenfunktion,
- Schwangerschaft und
- Stillzeit.

Sind die Laborkontrollen erfolgt?
Hierzu gehören: Blutbild einschließlich weißes Differentialblutbild, Elektrolyte, Kreatinin, Harnstoff, nach Möglichkeit auch Eisen und Kupfer, schließlich ein EKG. Weitere Kontrollen in regelmäßigen Abständen.

Ist die besondere Art der Betreuung gewährleistet?
Zur Gabe eines Psychopharmakons generell, insbesondere aber eines Antidepressivums mit verzögertem Wirkungseintritt, gehört immer die Möglichkeit zur Kontrolle und Beobachtung. Dies soll einerseits helfen, Nebenwirkungen schnell zu erkennen, andererseits aber auch betonen, daß die Betreuung, die psychische Führung (Psychagogik) eines depressiven Patienten unumgänglich ist. Dazu kann es gehören, den Patienten regelmäßig, mindestens einmal wöchentlich in die Praxis einzubestellen, ihn auch zu Hause zu

besuchen (auch um den Patienten in seiner Umgebung zu *erleben*) oder den Patienten im stationären Bereich zu Arbeits- oder Bewegungstherapie anzuleiten u. a. m. Wo diese Voraussetzungen nicht gegeben sind, sollte ehrlicherweise von einer solchen Behandlung mit Antidepressiva Abstand genommen werden. Unserer Meinung nach genügt die *alleinige* Gabe eines Psychopharmakons nicht.

> Die Behandlung mit Antidepressiva und der damit verbundenen besonderen Betreuung ist sicherlich für Arzt, Pflegepersonal und nicht zuletzt auch Patient eine zeitaufwendige Therapie.

Sollen Antidepressiva in anderen Bereichen eingesetzt werden?
Das ist sicherlich möglich, bedarf dann aber zumindest der gleichen Sorgfalt wie bei der „normalen Indikation".

In Frage kommen außer als adjuvante (beihelfende) Behandlung einer exogenen Depression noch die Therapie von chronischen Schmerzen, beim Prädelir, bei Schlaf- und Sexualstörungen, die wir noch besprechen wollen.

Früher galt die Regel, Antidepressiva ausschließlich bei endogenen Störungen einzusetzen. Diese Auffassung hat sich mittlerweile dahingehend etwas gelockert, daß man auch mit Antidepressiva als Begleittherapie bei anderen Depressionsformen gute Erfolge erzielt hat. Insbesondere Patienten mit reaktiven Depressionen leiden häufig unter Einschlafstörungen, so daß hierbei Antidepressiva mit sedierender Komponente wie *Aponal*, *Ludiomil* oder *Tolvin* versuchsweise eingesetzt werden können. Keinesfalls ersetzt aber ein Antidepressivum die oft angezeigte Psychotherapie.

Andere therapeutische Einsatzgebiete

Antidepressiva bei chronischen Schmerzen

Schmerzen gelten als Warnung oder Hinweis auf einen gestörten Körperbereich. Sie haben damit eine wichtige, ja lebenserhaltende Funktion. Ob diese biologische Funktion aber auch noch bei chronischen Schmerzzuständen erhalten ist, bleibt anzuzweifeln.

Zudem ist Schmerz nicht nur ein funktioneller Ablauf im Nervensystem, sondern er hat auch einen emotionalen Anteil. Je nach Zustimmung oder Ablehnung, je nach Grundstimmung läßt sich der Schmerz besser oder schlechter ertragen.

Sehr interessant in diesem Zusammenhang sind auch Forschungsergebnisse aus der Neurophysiologie. Dort konnte gezeigt werden, daß *akuter* Schmerz mit Blutdruckerhöhung, Pulsbeschleunigung, Fluchtverhalten und Schwitzen einhergeht, also mit vegetativen Zeichen, wie wir sie auch bei der Angst sehen. *Chronischer*, dauernder Schmerz dagegen äußert sich gemeinsam mit Schlafstörungen, Appetitlosigkeit, Verstopfung, Reizbarkeit, Muskelhartspann; diese Zeichen wiederum kennen wir von der Depression her. Wir können also wirklich sagen:

Akuter Schmerz äußert sich psychosomatisch wie Angst; chronischer Schmerz dagegen wie eine Depression.

Weil die Grundtendenz hiervon ja schon seit längerem bekannt ist, wurde schon früh versucht, auch Neuropsychopharmaka bei der Schmerzbehandlung mit einzusetzen.

Schon vor fast 150 Jahren beschrieb der französische Nervenarzt **Trousseau** (nach dem das sog. Trousseau-Zeichen benannt ist) die Trigeminusneuralgie als „epileptiforme Neuralgie". Er fand nämlich eine Ähnlichkeit zwischen einem epileptischen Anfall und den plötzlichen „Entladungen" bei einer Trigeminusneuralgie. Dieser Beobachtung aus dem Jahre *1853* verdanken wir den Versuch einer Behandlung chronischer Schmerzen mit Antiepileptika, sobald sie eingeführt waren.

Auch heute gilt, daß bei einer Vielzahl chronischer Schmerzzustände [wie eben der Trigeminusneuralgie, der Zosterneuralgie, bei den Schmerzen des Tabes dorsalis (wörtlich eigentlich: „Rückenmarkjauche", das sind Schmerzen im Gefolge einer nicht behandelten Luesinfektion) oder beim Wallenberg-Syndrom, natürlich auch beim Phantomschmerz nach einer Gliedmaßenamputation u. v. m.] das Antiepileptikum Carbamazepin (u. a. *Tegretal*) Mittel der ersten Wahl ist.

Fassen wir beide Erkenntnisse zusammen, nämlich den epileptiformen Charakter chronischer Schmerzzustände und die emotionale Beteiligung daran, drängt sich ein Versuch dieser Behandlung mit Psychopharmaka geradezu auf.

Folgendes Schema hat sich hierzu bewährt:

- Begonnen wird zunächst mit *Carbamazepin*.
- Geling es hierunter nicht, die Schmerzen auf ein erträgliches Maß zu reduzieren, so sollte ein weiteres Psychopharmakon herangezogen werden, anfangs mit einem *Antidepressivum*. Payk hat hierzu vorgeschlagen, besonders auf etwaige psychopathologische Auffälligkeiten der Patienten Rücksicht zu nehmen und dementsprechend das Medikament zu wählen.

Antidepressiva bei Prädelirsymptomatik

Eine andere Indikation für den Einsatz von Antidepressiva, die auch gelegentlich verfolgt wird, ist das Delirium.

> Das Delirium ist eine akute exogene Psychose mit Desorientiertheit, Fahrigkeit und bisweilen Halluzinationen (optische und haptische Halluzinationen: Sehens- und Berührungstäuschungen, die oft zitierten „weißen Mäuse", die in aller Regel aber als krabbelndes Gewürm halluziniert werden). Der Patient ist aufgeregt und fahrig, insgesamt herrscht ein Überwiegen des 2-adrenergen Sympathikotonus vor, das mit Herzrasen und anfangs auch mit einer Hypertonie einhergeht.

Von daher ist die Überlegung richtig, den Zustand vor einem ausgeprägten Delir, dem sog. Prädelir, mit zentral-dämpfenden Medikamenten anzugehen. Der Einsatz von Neuroleptika, insbesondere vom Phenothiazin-Typ (s. unten), ist wegen der krampfschwellensenkenden Nebenwirkung begrenzt. Deshalb empfiehlt sich hier der Versuch mit einem Antidepressivum. Insbesondere das Doxepin (Aponal) scheint sich hier anzubieten. Häufig wird die **Heroin-Entzugsbehandlung** gerade hiermit eingeleitet.

Ganz besonders wichtig sind natürlich in diesem Falle die Kontrollen von EKG und Elektrolyten. Insbesondere jüngere Deliranten scheinen wiederum auf Maprotilin (*Ludiomil*) gut anzusprechen.

Schlafstörungen

Aus der Kenntnis, daß verschiedene Antidepressiva z. T. stark sedierend wirken (Amitriptylin, Doxepin, Maprotilin, Trimipramin), wurde geschlossen, daß sie bei abendlicher Gabe auch als Schlafmittel eingesetzt werden könnten. Andererseits weiß man aber auch, daß bei Versuchen mit gesunden Freiwilligen die Untersuchungen bei geringer Dosierung wegen störender Nebenwirkungen abgebrochen werden mußten.

Daraus läßt sich zweierlei folgern:
- Antidepressiva *können* schlafanstoßend wirken.
- Gesunde klagen eher über störende Nebenwirkungen als Kranke, insbesondere Depressive.

Deshalb erscheint der *Versuch,* mit Antidepressiva Schlaf medikamentös zu erreichen, gerechtfertigt. Einen Vorteil nämlich haben Antidepressiva gegenüber Benzodiazepinen: Seit 30 Jahren ist kein einziger Fall von Abhängigkeit bekannt geworden!

Antidepressiva können daher wohl als Schlafmittel eingesetzt werden. Dazu wird ein anfangs sedierend wirkendes Antidepressivum (im Kielholz-Schema rechts stehend) ausgewählt. Insbesondere der „Oldtimer" Opipramol (*Insidon,* das von vielen auch als Neuroleptikum bezeichnet wird) hat da ein gewisses Comeback erlebt; versuchsweise können auch Doxepin, Trimipramin und bei nur kurzzeitig geplanter Einnahme auch Maprotilin eingesetzt werden. Fast ist es unnötig zu betonen, daß auch bei niedriger Dosis Herzrhythmusstörungen ausgeschlossen werden müssen. Einflüsse auf das Reizleitungssystem sind bei Antidepressiva nur bedingt dosisabhängig.

Sexualstörungen

Die Psychotherapie sexueller Störungen hatte ursprünglich ihre Anfänge in Berlin der späten zwanziger, frühen dreißiger Jahre. Die dortigen Wissenschaftler aber wurden von den Nazis vertrieben und gingen meist in die USA. Dort setzten sie ihre Arbeit fort, während sie bei uns erst mühsam 30 Jahre später wieder aufgebaut werden mußte. Die einschlägigen Erfahrungen stammen deshalb fast ausschließlich aus den USA.

Die Therapeutin **Kaplan** hatte die Erfahrung gemacht, daß einige sehr tief sitzende neurotische Fehlhaltungen durch Psychotherapie allein nicht aufgebrochen werden konnten. Nach Rücksprache mit den Pharmakologen ihrer Klinik wurden dann erste Versuche mit Imipramin gemacht. Heute ist das Medikament aus der Therapie mit Patienten, die Störungen in ihrem Liebesleben und -erleben beklagen, nicht mehr wegzudenken.

Es steckt die Überlegung dahinger, daß Sexualneurosen in sehr vielen Fällen einer Depression ähneln, teilweise wurde gar vermutet, daß Sexualneurosen nicht nur ein Symptom einer endogenen Depression sein könnten, die sich dann im Sinne einer „folie á deux", eines „infektiösen Irreseins", auf den Partner überträgt.

Unter der Medikation „klarten" dann viele Patienten richtig auf, sie konnten ihre Fehler und deren Ursache besser erkennen (die ihres Partners natürlich auch). Eine Klärung kann bei einer seelischen Störung, an der 2 Personen beteiligt sind, zweierlei bewirken: Zum einen kann sie daraufhin die langersehnte Heilung mit einem befriedigenden seelischen und körperlichen Liebesleben bringen – zum anderen aber auch die Einsicht, daß nur noch eine Scheidung aus dem Dilemma hilft. Weil das relativ häufig der Fall ist (offensichtlich sind viele nach dem Motto des Liedermachers Mario Henè „lieber allein als gemeinsam einsam"), hat Imipramin in den USA auch den Spitznamen „Scheidungspille", wie bereits an anderer Seite erwähnt. Um auf dieses Thema aber nicht noch weiter einzugehen, möchten wir auf die Bücher von H. S. Kaplan im Anhang verweisen.

Zusammenfassung Antidepressiva

Antidepressiva sind Medikamente, die bei seelischen Erkrankungen gegeben werden, die mit einer psychomotorischen Hemmung einhergehen. Sie sind keine „Antitraurigkeitsmittel".

Je nach Ausprägung der Depression können Untergruppen der Antidepressiva gegeben werden, die

- psychomotorischen Antrieb und
- Depressionslösung

unterschiedlich stark beeinflussen. Wir richten uns da nach den einzelnen Zielsyndromen, die es zu behandeln gilt.

Weiter müssen wir darauf achten, daß Depressionslösung und Aufhebung der psychomotorischen Hemmung zeitlich unterschiedlich auftreten. Außerdem ist erst nach Ablauf von 14 Tagen endgültig über die antidepressive Wirksamkeit eines Medikamentes zu urteilen; ein vorzeitiger Wechsel also möglicherweise zu früh erfolgt.

Unserer Meinung nach haben sich am besten bewährt: Amitryptilin, Doxepin, Imipramin und Trimipramin.

Neuroleptika

Wirkungsweise

Neuroleptika – Fluch oder Segen?

Um die Beantwortung dieser provokativen Frage vorwegzunehmen: wohl keines von beiden trifft zu, die Antwort liegt wie so oft in der Mitte. Neuroleptika sind aus der heutigen Psychosenbehandlung trotz aller Nebenwirkungen nicht mehr wegzudenken. Der Umgang mit ihnen ist aber sehr viel differenzierter zu sehen, als dies heute manchmal getan wird.

Die Neuroleptika stellen eine in neuerer Zeit heftig umstrittene Medikamentengruppe dar. In der psychiatrischen Fachwelt, in der Öffentlichkeit und bei Betroffenen und ihren Angehörigen wird ihr breiter Einsatz sehr kontrovers diskutiert. Dies gipfelt in der Forderung, Neuroleptika wegen ihrer „zerstörerischen" Wirkung ganz zu verbieten.

Martenson z. B. führt an (zit. nach Finzen 1990):

> Die Psychopharmaka beseitigen die Möglichkeit, neue Einsichten zu erfahren und eine kreative Persönlichkeitsentfaltung zustandezubringen. Die Psychopharmaka rauben eben die Kräfte, die zum Überwinden der Schizophrenie benötigt werden. Sie zerstören die Fähigkeit, die bezeichnend ist für das menschliche Leben: Kreativität, die Grundlage für das, was wir am höchsten schätzen, nämlich Freiheit und Grenzüberschreitung des Selbst.

In den 50er Jahren wurde noch euphorisch von einer „Wunderwirkung" der Neuroleptika gesprochen; diese zeigten damals tatsächlich erstaunliche, bisher noch niemals gesehene positive Wirkungen bei bis damals nur mit ziemlich rabiaten Methoden behandelbaren Krankheiten. Heute dagegen macht sich eine tiefgreifende Verunsicherung breit, ob man den Patienten hiermit eigentlich mehr nutzt oder schadet. Im Brennpunkt der Kritik stehen

- die Wirkung der Neuroleptika auf die Persönlichkeit,
- die starken Nebenwirkungen („wie ein Roboter") und
- v. a. als Langzeitnebenwirkungen die sog. Spätdyskinesien.

Die Befürworter führen an, daß es ohne die Neuroleptika eine Verringerung der Bettenzahl und der Verweildauern nicht gegeben hätte, daß also viele Patienten länger in Krankenhäusern verbleiben müßten. Auch die moderne, gemeindenahe Psychiatrie sei ohne Neuroleptika nicht möglich. Es würden Ideologien ins Spiel gebracht, eine sachliche Auseinandersetzung sei auf dieser Ebene nicht möglich.

Es würde mehrere Bücher füllen, wollte man sich mit den Thesen der Neuroleptika-Gegner auseinandersetzen. Auffällig ist jedoch, daß auch die als kritisch bekannten deutschen Sozialpsychiater, die nun tagein tagaus mit psychisch Kranken zu tun haben, bisher keine Möglichkeit gefunden haben, ganz auf Neuroleptika zu verzichten.

Der Sozialpsychiater Asmus **Finzen**, früher Leiter des Landeskrankenhauses Wunstorf bei Hannover, jetzt in der Schweiz tätig, meint, es gebe keinen Zweifel, daß die Neuroleptika „weniger harmlos als Aspirin" seien. Er sagt aber auch: „Die Psychosen aus dem schizophrenen Formenkreis sind aber auch kein Schnupfen" (Finzen 1980).

Wir stimmen voll mit Finzen überein, wenn er zu dem Schluß kommt:

> Die Wirksamkeit der Neuroleptika in der Akutbehandlung, inzwischen aber auch in der Langzeittherapie und der Rückfallprophylaxe ist in vielfältigen methodisch gut abgesicherten Untersuchungen belegt (1990, S. 126).

Den Gegnern ist sicherlich zuzustimmen, wenn sie kritisieren, daß Neuroleptika in Einzelfällen zu rasch, zu hochdosiert und zu lange gegeben werden. Ob das Argument der „persönlichkeitszerstörerischen" Wirkung allerdings zutrifft, ist doch sehr in Frage zu stellen, wenn man beobachtet, welche „zerstörerischen" Auswirkungen eine Schizophrenie bei ungünstigem Verlauf hat, auch wenn nie Neuroleptika verordnet wurden.

Neuroleptikagabe nur nach strenger Indikationsstellung, die Dosierung jedem einzelnen Fall angepaßt, d. h. nicht schematisch; die Rückfallprophylaxe (Depotspritze) mit möglichst geringer Dosierung, eingehende Aufklärung von Patient und Angehörigen, Einbettung der Psychopharmakatherapie, da wo sie nötig ist, in ein umfangreiches Gesamtkonzept mit begleitenden Maßnahmen wie regelmäßige psychotherapeutische Gespräche, Arbeits- und Beschäftigungsangebote, Harmonisierung des familiären und sozialen Umfeldes. So verordnet, sind von Neuroleptika zwar keine Wunder zu erwarten, aber sie stellen eine zuverlässige und hilfreiche Stütze dar, dem Kranken bei der Bewältigung seiner Psychose zu helfen.

Zudem gibt es für Neuroleptika heutzutage eine erheblich vergrößerte Palette von Einsatzmöglichkeiten, auch fernab von rein psychiatrischen Erkrankungen.

Historisches

Vorbemerkungen

Die Neuroleptika als Stoffgruppe haben keine so lange und interessante Vorgeschichte wie die Antidepressiva oder auch die Schlafmittel. Dennoch ist auch ihre Entdeckung und spätere Erforschung in der Klinik höchst interessant, v. a. wenn wir bedenken, daß die Neuroleptika einen sog. „Indikationswechsel" mitmachen mußten, d. h. sie werden nun für etwas ganz anderes eingesetzt als für das, wozu sie einmal eingeführt worden sind.

Die Medikamentengruppe, die wir heute unter den Neuroleptika als „Phenothiazine" kennen, war schon länger bekannt – und zwar als „Anthelmetika", also die Wurmmittel. Bei der Behandlung stellte sich dann heraus, daß verschiedene Medikamente dieser Gruppe auch hochwirksame „Antihistaminika" waren, Medikamente also, die man auch gegen Allergien einsetzen kann. Sie machten aber auch (s. oben) z. T. sehr müde, wie die meisten der heute noch erhältlichen Antihistaminika auch. Daraufhin forsch-

ten insbesondere französische Wissenschaftler nach einem Phenothiazin, das als besonders wirksames Antihistaminikum eingesetzt
werden konnte, gleichzeitig aber auch als Schlafmittel Verwendung
fand: Es handelt sich um das Promethazin, das auch heute noch
eingesetzte *Atosil.*

Ein Überbleibsel aus dieser gemeinsamen Entwicklung stellt das Alimemazin
dar, das es unter 2 Handelsnamen gibt: In der „Roten Liste" findet man
Alimemazin einmal als Neuroleptikum unter dem Handelsnamen *Theralene*,
zum anderen als Antihistaminikum bei Juckreiz o. ä. als *Repeltin.* Hier spielen
wohl die alten Marktaufteilungen der Firmen Rhône-Poulenc und Bayer eine
Rolle, auch wenn die Medikamente längst von Tochterfirmen der beiden
Pharmagiganten vermarktet werden.

Der Urstoff: Chlorpromazin

Bei dem Bemühen, noch weitere und bessere Medikamente zu
finden, wurde dann auch das Chlorpromazin (in Deutschland als
Megaphen eingeführt, in Frankreich und anderen Ländern als
Largactyl) gefunden. Im Vergleich zum Promethazin wirkt es noch
stärker sedierend. Es wurde wegen dieser Wirkung dann auch sehr
häufig in der Anästhesie eingesetzt, weil es sich ganz hervorragend
für den sog. „künstlichen Winterschlaf" eignete. Sinn dieser
Unterkühlung war es, bei bestimmten Operationen, zumeist im
Bereich des Gehirns wie bei Hirntumoren, die Wiederbelebbarkeit
des Gewebes zu verlängern. Vom Grundsatz her wird dieses
Verfahren auch heute noch beim „lytischen Cocktail" angewandt.
Auch die Neuroleptanalgesie in der Anästhesie ist mit dem
künstlichen Winterschlaf verwandt.

Bis in die zweite Hälfte der 50er Jahre nahm man an, daß
Chlorpromazin hauptsächlich temperatursenkend und schlafanstoßend wirke. Dann fanden jedoch die französischen Psychiater
Delay und Deniker bei der Behandlung manischer und schizophrener Patienten, daß das Chlorpromazin diese Erkrankungen nach-
haltig und zudem relativ rasch bessern konnte.

Etwa zur selben Zeit fand man auch, daß das Reserpin,
eigentlich ein Blutdrucksenker, eine ähnliche, heute „antipsychotisch" genannte Wirkung hatte.

Nebenbei bemerkt: hätte man die alten Quellen und Texte bemüht, so hätte man festgestellt, daß die Inder seit Jahrhunderten bereits durch die Pflanze Rauwolfia, woraus das Reserpin gewonnen wird, Wahnideen mit Erfolg behandelten.

Mit der Entdeckung von Delay und Deniker begann eine fieberhafte Suche nach neuen Präparaten, als deren Folge ja auch das *Imipramin* (*Tofranil*) als typisches Antidepressivum und das *Chlordiazepoxid* (*Librium*) als erstes Benzodiazepin gefunden wurden. Mit dem Chlorpromazin fand sich nun endlich ein Mittel, mit dem man die Schizophrenien behandeln konnte. Dort tat sich für viele Patienten, deren Krankheit von jeher als unheilbar galt und die während des Faschismus in Deutschland als „Menschenhülsen" und „Ballastexistenzen" ermordet wurden, die Tür zur Heilung einen gewaltigen Sprung auf.[17]

Es ist wirklich nicht übertrieben zu sagen, daß für viele an der Schizophrenie Erkrankte die Entdeckung des Chlorpromazins als Antipsychotikum soviel bedeutete wie die Entdeckung des Rades für die Menschheit.

Bedenkt man, daß in der Ära vor diesen Medikamenten ziemlich rabiate Behandlungsmethoden (kalte Duschen, tagelange Zwangsfixierungen, Insulinschock usw.) angewandt wurden, so nimmt es nicht Wunder, daß von den Psychiatern seinerzeit die Neuroleptika als wahrer Segen gepriesen wurden.

In Deutschland wurde das Chlorpromazin aufgrund einer Abmachung zwischen der Entwicklerfirma Rhône-Poulenc und Bayer unter dem Handelsnamen Megaphen vertrieben. An diesem Namen wurde vielfach herumgerätselt. Viele nahmen an, Bayer wolle damit demonstrieren, daß es mit Mega-Phen ein *Phen*othiazin von *Mega*bedeutung auf den Markt bringe. Die Lösung war aber viel einfacher: Bayer griff nur auf einen alten, bereits 1913 geschützten Namen zurück, für den es zufälligerweise bisher noch kein Medikament gegeben hatte.

---

[17] Wie gefährlich für seine Patienten u. U. die Diagnose einer Schizophrenie sein konnte, merkte natürlich jeder Psychiater während der NS-Zeit, insbesondere in den 40er Jahren. Deshalb stellte der aufrechte Hamburger Psychiater **Bürger-Prinz** ab einer gewissen Zeit die Diagnose Schizophrenie nicht mehr, sondern behandelte seine ihm anvertrauten Patienten für die Akten unter einer anderen Diagnose.

In der Gruppe der Phenothiazinderivate finden wir aber auch noch eine Menge anderer Substanzen, die uns gut bekannt sind: das Levomepromazin (*Neurocil*), das zu den besonders stark sedierenden Neuroleptika gehört.

Aber auch das bekannte Fluphenazin (*Dapotum*), ein Phenothiazin mit Piperazinseitenkette (wie wir noch später sehen werden, haben diese „Seitenketten" trotz unaussprechlicher Namen eine große Bedeutung für die Stärke der Wirkung, die sog. neuroleptische Potenz), gehört hierzu.

Das *Dapotum* ist für die praktische Anwendung sehr interessant, weil es in verschiedenen Zubereitungsarten und Stärken zur Verfügung steht, so daß eine ganz individuell angepaßte Therapie hiermit durchführbar ist.

Pionier der Forschung: Paul Janssen

Neben den bereits erwähnten und chemisch als Penothiazine zusammengefaßten Neuroleptika gibt es noch andere medikamentöse Stoffklassen, die wir ebenfalls als Neuroleptika bezeichnen: z. B. die **Butyrophenone** mit der wichtigen Gruppe der Peridole. Die Entwicklung dieser Gruppe ist dem belgischen Pharmakologen Paul **Janssen** zu verdanken, der ein leidenschaftlicher Forscher war und im Laufe seines Forscherlebens 70000 (!) verschiedene Substanzen entwickelte, von denen sehr viele als Medikamente im Handel sind. (Nebenbei baute er dann aus dem kleinen Labor seiner Eltern eine Weltfirma auf.)

Außerordentlich interessierte ihn das *Pethidin*, ein Stoff, den es auch heute noch als sehr starkes Schmerzmittel gibt, der leider aber auch süchtig machen kann und deshalb auf der Station im „Giftschrank" aufzubewahren ist: Es handelt sich um das *Dolantin*. Dessen chemisches Grundgerüst nahm er für viele weitere Überlegungen als Ausgangsbasis; man sieht das Ergebnis heute noch in der Schmerzmittelpalette der Fa. Janssen.[18]

Für die Psychiatrie wichtig ist, daß Janssen während dieser Versuche auch eine neue Stoffklasse fand, die allerdings von der chemischen Struktur her eine sehr große Verwandtschaft zum Pethidin hat: die Butyrophenone, insbesondere die Peridole, deren bekanntesten Stoff, das Haloperidol, wohl jeder kennt.

Ein Zauberer aus Kopenhagen

Der Vollständigkeit halber sei noch erwähnt, daß es unter der Sammelbezeichnung Neuroleptika noch eine dritte wichtige chemische Gruppe gibt, die sehr viel Ähnlichkeit zu den Phenothiazinen aufweist: die sog. *Thioxanthene*.

Sie sind das Forschungsergebnis einer kleinen dänischen Firma, **Lundbeck** aus Kopenhagen, und insbesondere ihres Chefpharmakologen **Petersen**. Thioxanthene werden heute noch mit großem Erfolg eingesetzt, das bekannteste ist wohl das Chlorproxithen (*Truxal*).

Man erzählt sich, Petersen und seine Mitarbeiter seien Liebhaber von Märchen gewesen; eine beliebte dänische Märchenfigur sei ein hypnotisierender Zauberer namens Truxa gewesen. Vielleicht führte Lundbeck sein Chlorproxithen deshalb auch als *Truxal* ein. Wie vergleichsweise farblos wirkt dagegen der Name, unter dem Chlorproxithen von der Schweizer Firma Roche in Lizenz vertrieben wird: *Taractan*.

---

[18] Nun bietet Janssen ja auch ein Durchfallmedikament, das Loperamid (*Imodium*), an, was auf den ersten Blick ja nur wenig mit Schmerzen zu tun hat. Hier zeigt sich genaue Beobachtung und genialer Forscherdrang: Zu den Nebenwirkungen von morphiumähnlichen Schmerzmitteln gehört eine Neigung zu Verstopfung. Loperamid ist nun eine morphiumähnliche Substanz, die allerdings so umgestaltet wurde, daß sie *nicht* in das Hirn gelangen kann, aber die Nebenwirkungen in Form von Darmträgheit als gewünschte Wirkung direkt entfalten kann.

Die „Hirnweichmacher"

Wenn wir die Geschichte der Neuroleptika so ausführlich dargestellt haben, so liegt es u. a. auch daran, daß die Krankheit, für die
Neuroleptika erforscht wurden, die Schizophrenie nämlich, auch
heute noch einen geheimnisvollen Schleier um sich trägt. Neuroleptika sind einerseits Produkte des Zufalls, andererseits wären sie
ohne zielstrebiges Denken und Schaffen aufmerksamer Wissenschaftler nicht zur Geltung gekommen.

Schon die Bezeichnung „Neuroleptika" ist ja verwirrend und
geheimnisvoll; ganz wörtlich übersetzt sind das Medikamente, die
das Nervengewebe weich machen (einen Teil des Wortes kennen wir
ja schon aus anderen Bereichen: die weichen Hirnhäute heißen
Leptomeninx, ein Mensch mit zartem Körperbau wird als ein
Leptosom bezeichnet).

In den USA wird diese Bezeichnung nicht benutzt, man spricht
hier von den „major tranquilizer", im Gegensatz zu den „minor
tranquilizers", die z. B. die Benzodiazepine umfassen. Glücklicherweise haben wir diese Bezeichnungen nicht übernommen, so daß
wir uns unter Neuroleptika etwas vorstellen können, ohne sie
ständig mit anderen zu verwechseln.

Hinter der Überlegung, etwas als „große" und „kleine" Beruhigungsmittel zu beschreiben, steckt der Gedanke, die **Wirkung** eines
Medikaments **für den Außenstehenden** in den Vordergrund zu
rücken.

Hinter dem anderen Konzept, das Medikamente anders be-
nennt, steht die Überlegung, die **Wirkung auf den Patienten** zu
beschreiben. Nach unserem Verständnis haben Neuroleptika nämlich die Hauptaufgabe, **antipsychotisch** zu wirken, d. h. dem Patienten zu helfen bei der Bewältigung seiner Psychose. Wir sehen eben
nicht die Beruhigung oder Ruhigstellung eines Patienten als Ziel
eines Medikaments.

Wie wirken Neuroleptika?

Neuroleptika haben eine 3fache Wirkung:
- psychomotorische Verlangsamung,

- emotionale Ausgeglichenheit,
- affektive Indifferenz.[19]

Diese 3 Anteile machen die spezifische Wirkung der Neuroleptika aus.

- Die *psychomotorische Verlangsamung* können wir direkt beobachten. Die Patienten wirken schon vom äußeren Anblick her ruhiger, nicht mehr so unter Druck stehend und gehetzt, machen vielleicht sogar einen abwesenden Eindruck. Auch das Denken ist verlangsamt, der Fluß der Gedanken ist zäh, das Konzentrationsvermögen herabgesetzt.
- Die Patienten kommen innerlich zur Ruhe, sie gelangen zu einer *emotionalen Ausgeglichenheit*, was besonders eindrucksvoll bei der Manie zu sehen ist.
- Im Bereich des Gefühlslebens kommt es dabei zu einer gewissen Abflachung, die wir als *affektive Indifferenz* erkennen, was aber vorübergehend sogar erwünscht ist, denn so besteht ein Schutz vor zu vielen inneren und äußeren Reizen. Die erhöhte emotionale Spannung, die sehr quälend erlebt wird, wird so eindrucksvoll reduziert.

Luc **Ciompi** (1982), ein Schweizer Psychiater, beschreibt die allgemeine Wirkung der Neuroleptika unserer Meinung nach am besten:

> Unter anderem vermindern sie Sensibilität und Reizempfindlichkeit, mildern die Heftigkeit der Emotionen und können deshalb vor allem in Streßsituationen eine wirksame Bremse für einen katastrophalen, psychotischen „Runaway" bilden (S. 315).

Zurück zur Zelle

Wieder müssen wir uns die kleinste Einheit von Nervenkontakten vorstellen, wenn wir etwas über die chemische Wirkung von Neuroleptika erfahren wollen. Dieses Mal ist die Vorstellung

---

[19] „Emotion" und „Affekt" heißen beide auf deutsch *Gefühl*. Während in der Psychiatrie aber als *Emotion* eine Gefühls*bewegung* verstanden wird, ist ein *Affekt* meist eine heftige Gefühls*wallung*, z. B. Zorn, Haß, Wut u. dgl. In diesem Sine sind beide Fremdwörter hier zu verstehen.

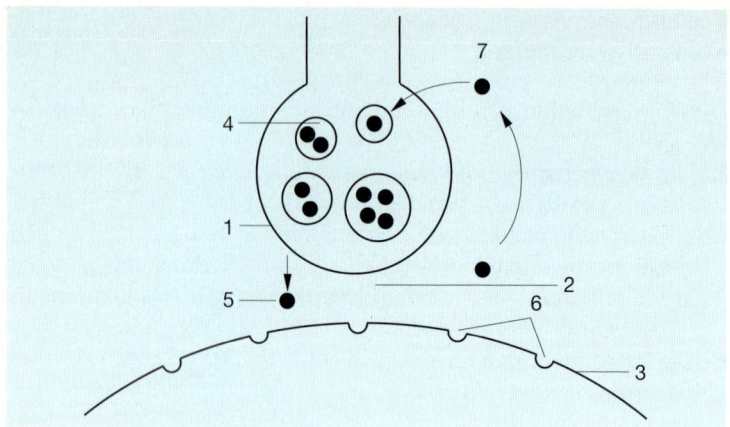

Abb. 14. Erklärungen zu 1–7 s. Text

jedoch bereits erheblich einfacher, denn die biochemische Wirkungsweise der Neuroleptika ist eng verwandt mit der der Antidepressiva. Zur Veranschaulichung wollen wir uns noch einmal 2 Nervenzellen vorstellen, die mit ihrer präsynaptischen Endigung (s. Abb. 14, Nr. 1) über den synaptischen Spalt (2) zur postsynaptischen Membran (3) miteinander in Kontakt stehen. Überträgerstoff sind biogene Amine (5), die in ihren „Lagerstätten", den *Vesikeln* (4), ruhen, bis sie auf einen Impuls hin in den Spalt entlassen werden und dort an ihren Rezeptoren (6) Aufnahme finden, also eine Übertragung von Informationen bewirken. (7: Wiederaufnahme eines nicht mehr benötigten Moleküls; „re-uptake".)

Wir wissen weiter, daß die sog. biogenen Amine *Noradrenalin*, *Adrenalin* und *Serotonin* sowie ferner auch noch *Dopamin* für die Informationsinhalte zwischen diesen beiden Nervenendigungen verantwortlich sind. Während aber – *und das ist das Neue* – bei den Antidepressiva die Wirkung hauptsächlich über Noradrenalin und Serotonin zustande kommt, ist für den Effekt der Neuroleptika eine Veränderung der *Dopaminwirkung* verantwortlich.

Dopamin benötigt eigene Rezeptoren, die Dopamin binden und auf diesem Weg die Information weiterleiten. Neuroleptika nun *blockieren* diese Rezeptoren; es kommt also zu *keiner weiteren*

Impulsleitung. Der Grundunterschied zwischen Neuroleptika und Antidepressiva ist biochemisch gesehen also folgender:

> Antidepressiva stellen *mehr* biogenes Amin (Noradrenalin, Serotonin) zur Verfügung; Neuroleptika bewirken eine Rezeptor-*blockade* für das biogene Amin.

Wie schon bei den Antidepressiva gesagt, müssen wir auch hier zugeben, daß uns die Kenntnisse für die genaue Wirksamkeit noch fehlen. Wir wissen dafür um so mehr über die unerwünschten Wirkungen, womit wir uns später noch ausführlich beschäftigen müssen.

Etwas über Chemie und Potenz

Die Einteilung der Neuroleptika geht anders als bisher bekannt vor sich. Im Gegensatz zu den Benzodiazepinen, die nach ihrer Halbwertszeit unterteilt werden, oder den Antidepressiva, die ja nach ihren Zielsyndromen eingestuft werden, gibt es für die Neuroleptika 2 große *Einteilungskriterien:*
- nach der chemischen Grundstruktur,
- nach der notwendigen Dosis.

Einteilung der Neuroleptika nach der chemischen Grundstruktur
Das eine Unterscheidungsmerkmal ist von der Chemie abhängig und bezieht sich auf die chemische Grundstruktur. Hier gibt es 2 große Gruppen:
- die *trizyklischen Neuroleptika* und
- die *Butyrophenone.*

Den Begriff „trizyklisch" haben wir bereits bei der Besprechung der Antidepressiva gehört. In der Tat: Antidepressiva und Neuroleptika sind sich chemisch und in bestimmten Bereichen vom Einsatz her sehr ähnlich.
Die trizyklischen Neuroleptika können wir weiter unterteilen in 2 Gruppen, deren Namen wir ebenfalls bereits kennen: in die *Phenothiazine* und in die *Thioxanthene.* Jede der beiden Untergrup-

pen läßt sich nun noch einmal in weitere *3* Unternebengruppen
aufteilen, die sich chemisch auf die Grundstruktur nämlich die auch
schon erwähnten Seitenketten beziehen. Danach werden sie dann
auch benannt. Zur übersichtlichen Orientierung läßt sich folgendes
Bild daraus machen:

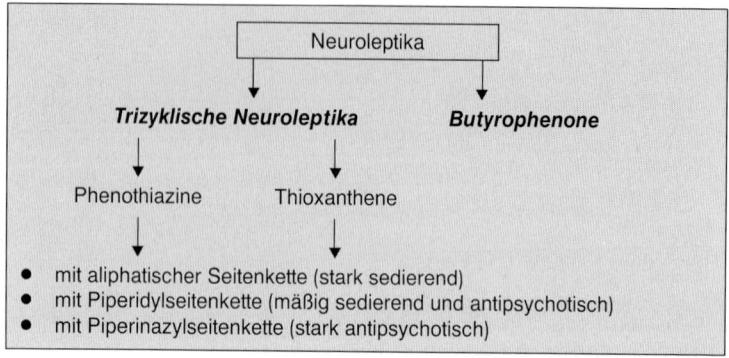

Dies ist eine rein formale Einteilung, die sich ausschließlich auf die
chemische Struktur bezieht und keinerlei Aussage über die genaue
Wirkung macht. Sie hat ihren Vorteil: Wer mit diesen Substanzen
umgeht und Erfahrung mit einer von ihnen hat, wird wohl auch
dann die Medikamente einer verwandten Gruppe gut vertragen,
wenn er eine aus derselben Gruppe schon einmal vertragen hat.

Einteilung der Neuroleptika nach der notwendigen Dosis
Eine andere Unterteilung ist von dem bereits öfter erwähnten
Nervenarzt Haase initiiert worden und bezieht sich auf die jeweils
notwendige Dosis zum Erreichen einer antipsychotischen (= „neuroleptischen") Wirkung, wobei es gleichgültig bleibt, aus welcher
chemischen Gruppe dieses Medikament stammt. Dabei wird das
Ursprungsmedikament Chlorpromazin als Mittel- und Orientie-
rungswert genommen: Es ist mittelstark oder in der Sprache Haases
mittelpotent. Demzufolge sind Medikamente, die mehr Wirkstoff-
menge zum beabsichtigten Effekt benötigen, weniger stark, also
niederpotent. Medikamente, die weniger Menge benötigen, sind
dann entsprechend *stark* oder gar *sehr stark potent*.

Diese Einteilung ist sehr praktisch. Auch wenn sie in einzelnen Fällen angreifbar sein mag, so ist die Grunddarstellung für die Klinik sehr nützlich. Wir können demzufolge eine Rangfolge festlegen:

- *niederpotent*, z. B. Chlorprothixen (*Truxal*);
- *mittelpotent*, z. B. Chlorpromazin (*Megaphen*);
- *stark potent*, z. B. Perphenazin (*Decentan*);
- *sehr stark potent*, z. B. Haloperidol (*Haldol*).

Diese Einteilung wäre ja nun nicht besonders interessant, wenn nicht dabei herausgekommen wäre, daß zusätzlich **mit der Abnahme der Potenz** der schlafanstoßende Effekt größer, andererseits bestimmte Nebenwirkungen, nämlich die sog. „extrapyramidalmotorischen Nebenwirkungen", aber geringer würden. Wir können uns diese Erkenntnis mit Hilfe eines stehenden **Cinzano-Dreiecks** (s. unten) gut vor Augen führen:

niederpotent (z. B. Truxal),
mittelpotent (z. B. Megaphen),
stark potent (z. B. Decentan),
sehr stark potent (z. B. Haldol).

(□ = schlafanstoßend; ■ = extrapyramidale Nebenwirkungen)

Wie so häufig, wird auch hier versucht, die Verhältnisse in Zahlen auszudrücken: Die Potenz von Chlorpromazin gilt als 1, die von Haloperidol damit etwa als 50. Das bedeutet, daß *Haldol* 50mal so stark ist, also nur ein Fünfzigstel der Dosis von Chlorpromazin benötigt. Uns so ist es auch: Mit 200 mg Chlorpromazin erreichen wir „neuroleptisch" ebensoviel wie mit etwa 4 mg Haloperidol. Eine Grobeinteilung hierfür zeigt Tabelle 4.

Diese Zahlen beziehen sich auf die neuroleptische Wirkung, also auf die spezifische Wirkung der Neuroleptika. Man kann diese neuroleptische Potenz auch beschreiben als „**Stärke der Affinität** (= Anziehung) **zum extrapyramidalen System**", wie es Haase tat. Damit bezieht er sich bereits auf die unerwünschten Wirkungen der Neuroleptika, die wir weiter unten besprechen.

Tabelle 4. Neuroleptika nach ihrer Potenz

Arzneistoff (INN)	Präparat (Beispiel)	Potenz
Alimemazin	*Theralene*	1/3–1/2
Thioridazin	*Melleril*	1/3–1/2
Perazin	*Taxilan*	1/3–1/2
Sulpirid	*Dogmatil*	1/3–1/2
Chlorprothixen	*Truxal*	2/3–4/5
Levomepromazin	*Neurocil*	2/3–4/5
Promethazin	*Atosil*	2/3–4/5
Chlorpromazin	*Megaphen*	1
Fluanimon	*Sedalande*	1
Clopenthixol	*Ciatyl*	2–3
Triflupromazin	*Psyquil*	2–3
Periciazin	*Aolept*	5
Perphenazin	*Decentan*	10
Droperidol	*DHB (Dihydrobenzperidol)*	10–20
Tiotixen	*Orbinamon*	20
Pimozid	*Orap*	50
Bromperidol	*Impromen*	50
Fluphenazin	*Lyogen*	50
Flupentixol	*Fluanxol*	50
Haloperidol	*Haldol*	50
Trifluperidol	*Triperidol*	> 200
Benperidol	*Glianimon*	> 400

Das trizyklische Neuroleptikum Clozapin (*Lerponex*) ist ein Sonderfall. Der Dosierung nach (etwa 200–300 mg, höchstens 600 mg tgl.) ist es ein mittelpotentes Neuroleptikum mit stark dämpfender Wirkung. Clozapin hat jedoch *keinerlei* extrapyramidale Nebenwirkungen.
Clozapin (und in geringerem Maße auch Sulpirid) sind die Neuroleptika, die erste Zweifel an dem Konzept der „neuroleptischen Schwelle" aufkommen ließen.

Neuroleptische Schwelle

Wenn wir uns nun das Haupteinsatzgebiet der Neuroleptika, die Psychosen, anschauen, dann ist zu fragen, ab wann die eigentliche neuroleptische Wirkung beginnt, d. h. wieviel von dem Medikament muß ich geben, um eine Wirkung im Sinne einer Symptomunterdrückung oder -verminderung zu erzielen?

Wie wohl jeder erahnen kann, gibt es auch hier die unterschiedlichsten Verfahrensweisen. Ursache hierfür ist, daß bei den Neuroleptika eine „passende" Dosis gefunden werden muß, was gar nicht so einfach ist. Denn hierbei gibt es keine Richtwerte wie z. B. anhand eines sog. „Spiegels" wie bei Digitalispräparaten. Die „Aufsättigung" hier kennen wir ja aus der inneren Medizin, wo man anhand von Körpergewicht und regelmäßigen Blutkontrollen die richtige „Erhaltungsdosis" finden kann. Ähnlich ist es auch bei der antiarrhythmischen Einstellung, die durch regelmäßige EKG-Kontrollen (mehr oder weniger) schnell herauszufinden ist.

Das alles können wir allerdings bei der Einstellung mit Neuroleptika vergessen. Hier ist es ungleich schwieriger. Es gibt erhebliche Unterschiede zwischen den einzelnen Patienten, man spricht davon, daß die „interindividuelle Empfindlichkeit", also das Ansprechen des Medikaments bei verschiedenen Patienten, um den Faktor 16 (!) schwanken soll, d. h. daß der eine Patient möglicherweise 16mal mehr desselben Medikaments benötigt als der andere, um die *gleiche* Wirkung zu erzielen.

Wir stellen uns das einmal kurz vor: Jemand mit Kopfschmerzen nimmt eine halbe Tablette Aspirin und die Schmerzen sind weg. Sein Nachbar dagegen braucht 8 Tabletten um ebenfalls keine Schmerzen mehr zu haben.

Darüber hinaus ist die benötigte Menge in den verschiedenen Stadien ebenfalls unterschiedlich, was gemeinhin als „intraindividuelle Empfindlichkeit" bezeichnet wird. Um das Ganze noch verwirrender zu machen, muß gesagt werden, daß es auch Patienten gibt, die auf bestimmte Gruppen oder gar alle Neuroleptika überhaupt nicht ansprechen, egal wie hoch und wie lange sie behandelt werden. Neudeutsch heißen diese Patienten Non--Responder (also „Nicht-Antworter").

Wenn ein Patient klinisch den Eindruck macht, ihm könne mit Neuroleptika geholfen werden, dann muß man sich anfangs Gedanken machen, wo bei ihm die „intraindividuelle Empfindlichkeit" liegt, und dann, in welchem Stadium seiner Erkrankung er

> sich befindet, um der „intraindividuellen Empfindlichkeit" Rechnung zu tragen.
>
> So einfach ist es nun doch nicht mit „der kriegt ja nur ein paar Tabletten".

Es gibt also keine festen Regeln, welches Neuroleptikum und in welcher Dosierung es eingesetzt werden soll. Eine nicht ganz unumstrittene Einschätzung bezieht sich auf das Konzept der „neuroleptischen Schwelle"; dieser Begriff wurde von dem bereits erwähnten Psychiater Haase geprägt.

Haase hatte nämlich schon als erster bereits 1954 beobachtet, daß alle Neuroleptika Nebenwirkungen im Bereich der Feinmotorik aufweisen. Diese Beobachtung führte u. a. auch dazu, daß bis vor einiger Zeit Neuroleptika routinemäßig mit Antiparkinsonmitteln zusammen gegeben wurden, was heute allerdings nicht mehr praktiziert wird. Man gibt die „Gegenmittel" (z. B. *Akineton*) erst, wenn es tatsächlich zu Nebenwirkungen gekommen ist, also zu Zittrigkeit, Gliedersteife und gebremstem Bewegungsfluß. Das ist ein ähnliches Bild, wie wir es bei Patienten mit der Parkinson-Erkrankung sehen; es wird deshalb „neuroleptische bedingtes Parkinsonoid" genannt.

Nach langjährigen statistischen Untersuchungen fand Haase einen Zusammenhang zwischen dem Beginn dieser Veränderung und dem Einsetzen der Besserung. Er fand, daß sich diese Veränderungen nicht abhängig von der Schwere der Erkrankung, sondern nur von der Höhe der Medikamentengabe ergaben. Daraufhin entwickelte er ein einfaches, überall einsetzbares Verfahren, diese dann notwendige Dosis für jeden Patienten ganz individuell abzustimmen. Er nannte diese Dosis die **neuroleptische Schwellendosis**, also die Mindestmenge zum Erreichen der antipsychotischen Wirkung.

Von Gegnern dieses Konzepts wird hier gerne polemisch angeführt, daß dies eine etwas seltsame Vorgehensweise sei. Übertrüge man dies auf die Therapie mit z. B. *Aspirin* zur Thrombozytenaggregationshemmung bei Zustand nach einem Herzinfarkt, dann würde dies bedeuten, man müsse *Aspirin* so hoch dosieren, bis Magenbluten als Nebenwirkung aufträte, dann hätte man die richtige Dosis gefunden.

Aus der Beobachtung, daß insbesondere die Schrift des Patienten enger und kleiner, dabei aber nicht mehr so fließend wurde, entwickelte Haase den sog. Handschrifttest. Seine Patienten mußten zu Beginn der Behandlung und dann in regelmäßigen Abständen 3mal die 1. Strophe von „Der Mai ist gekommen" niederschreiben – jeweils unter Notierung der gerade angewandten Dosierung ihres Medikaments. Im Vergleich zur Ursprungshandschrift wurde dann ab einer bestimmten Formveränderung und Verkleinerung der Handschrift festgestellt, daß nun die extrapyramidalen Nebenwirkungen erreicht seien und damit die neuroleptische Schwelle überschritten sein. Die zu diesem Zeitpunkt verordnete Dosis war dann die neuroleptische Mindestdosis, die nicht unterschritten werden durfte, aber auch nicht überschritten zu werden brauchte.

Mittlerweile gibt es sogar einen elektronischen Schwellenindikator, der die Handschrift computergestützt auswertet. Daß aber psychisch Kranke durchaus sehr einfallsreich sein können, kann dieser Computer nicht erfassen, wie folgendes Beispiel zeigt:

Ein Kollege erzählt immer wieder gerne die Anekdote, wie er einmal zu einem Vortrag in einem Landeskrankenhaus eingeladen war und vorher noch einen Rundgang über die Stationen machte. Er wunderte sich, daß die Patienten in Reih und Glied an einem Tisch saßen und alle die ersten Strophen von „Der Mai ist gekommen" aufschrieben. Auf seine erstaunte Nachfrage, was das denn zu bedeuten habe, antwortete ihm ein verschmitzt lächelnder Patient: „Ist doch klar: Je kleiner, desto weniger Haloperidol!"

„Vorbei mit Haase!"

Das schon erwähnte Neuroleptikum Clozapin (*Leponex*) war aber eine Ausnahme. Da es keine extrapyramidalen Nebenwirkungen aufweist, kann mit dem Handschrifttest die Schwellendosis natürlich nicht ermittelt werden. Viele hielten damit die Überlegungen Haases für widerlegt, ja, man nimmt sogar an, daß der Handelsname, unter dem Clozapin auf dem Markt erschien, eine kleine kollegiale Stichelei gegen Haase sein sollte. *LEPONEX* könnte – natürlich nur rein zufällig – aus den beiden lateinischen Wörtern *Lepus* (= Hase) und *ex* (= aus, vorbei) zusammengesetzt sein.

Gleichgültig, wie man nun zu den Auffassungen Haases stehen mag: wichtig für die medikamentöse Einstellung psychotischer Patienten ist deren genaueste Beobachtung und auch die zeitaufwendige, aber auch unerläßliche Beschäftigung mit dem Patienten, um herauszufinden, inwieweit schon eine Besserung eingetreten ist. Hier ist auch das Pflegepersonal gefragt, denn dieses beobachtet häufig zuerst subtile Veränderungen bei den Patienten.

Hochdosistherapie

Da es, wie erwähnt, für die therapeutisch wirksame Dosierung nur wenig gesicherte Erkenntnisse gibt, ist es nicht verwunderlich, daß auch eine Zeitlang versucht wurde (und z. T. noch heute praktiziert wird), eine sog. „Hochdosis", d. h. das etwa *10- bis 30fache* der neuroleptischen Schwellendosis zu verabreichen, frei nach dem Motto: *Viel hilft viel*. Einer unserer klinischen Lehrer hat einmal gesagt, daß diesem Motto die innere Logik fehle, denn auf eine große Seifenblase haue man schließlich auch nicht mit einem Hammer. Die zerplatze doch schon beim Berühren mit einer kleinen, spitzen Nadel.

Bei der Einführung des Chlorpromazins empfahlen Delay und Deniker noch eine Dosis um etwa 100 mg. Kurze Zeit später wurden von anderen bereits Dosierungen bis täglich 500 mg angegeben. Dann dauerte es nicht mehr lange, bis man in Einzelfällen schon bei 5000 mg angelangt war, also dem *50fachen* der ursprünglich vorgeschlagenen Menge.

Um einen Eindruck von den Mengen bei einer Hochdosistherapie zu bekommen: für das *Haldol* wurden (und werden) 60–300 mg gegeben, d. h. 12–60 Ampullen täglich.

Trotzdem sei angemerkt, daß es heute noch Einsatzgebiete für die Hochdosistherapie gibt, die auch durch Untersuchungen (Studien) gut gesichert sind. Allerdings sollte die Applikationsform, also die Art und Weise, wie die Medikamente gegeben werden, nur *intravenös* erfolgen. Wenn demnach bei einer schweren Ausprägung der Krankheitssymptome und bei einem Verlauf, der eine Resistenz auf verschiedene Gruppen von Neuroleptika zeigt, immer noch keine Besserung und Linderung erzielt wurde, dann *und nur dann* ist es unserer Meinung nach zu vertreten, eine solche Hochdosistherapie durchzuführen, die im übrigen erstaunlicherweise gut toleriert wird. *Nebenwirkungen* treten häufig erst dann auf, wenn die Dosis *reduziert* wird.

Es gibt darüber hinaus Berichte, daß sog. „Defektpsychosen", die über Monate und Jahre anhalten, gute Besserung nach einer Hochdosistherapie zeigten. Die breite Anwendung jedoch, v. a. im Bereich der Akuttherapie, ist sicherlich nicht nötig. Im Gegenteil: der allgemeine Trend geht mittlerweile dahin, daß immer niedrigere Dosen verabreicht werden. Hier gibt es übrigens einen interessanten Zusammenhang zwischen *Personalschlüssel, therapeutischem Klima* und *benötigten Neuroleptika:*

Ist eine sogenannte „unruhige Aufnahmestation" großzügig angelegt, hell und freundlich, vermittelt sie eine ruhige Atmosphäre, ist ausreichend und engagiertes Personal da, dann können z. T. erhebliche Mengen an Neuroleptika eingespart werden.

Verabreichungsform: oral – intramuskulär – intravenös?

Allgemein gilt der Grundsatz, daß eine Verabreichung der Neuroleptika in *oraler* Form ausreicht. In der Klinik bedienen wir uns hier gerne der Tropfen, die rascher vom Körper aufgenommen (resorbiert) werden als Tabletten und mit denen wir die benötigte Dosis besser anpassen („titrieren") können. Ein wenig Übung erfordert der Umgang mit dem flüssigen *Dapotum*: Hier werden nicht Tropfen gezählt, sondern ein Meßlöffel mit Milligramm-Einteilung benutzt.

Nur bei hochakuten und dramatischen Zuständen ist eine parenterale (= nichtorale) Gabe notwendig; bewährt hat sich in unserer Praxis besonders das *Dapotum acutum*, das bei intravenöser Gabe zusätzlich zu dem antipsychotischen Effekt eine erwünschte Sedierung ausgesprochen rasch erbringt. Für alle, die damit zu tun haben, ist es wichtig zu wissen, daß dieses Medikament in Kochsalz verdünnt oder noch besser als Kurzinfusion gegeben werden sollte, da es eine ausgesprochene Venenreizung, die bis zur Thrombophlebitis führen kann, verursachen kann. Nebenbei bemerkt hat diese Art der Gabe den Vorteil, daß man gezwungen ist, länger beim Patienten zu verweilen, was dieser trotz seines mitunter sehr unruhigen Zustands als wohltuend erlebt. Wir persönlich nutzen das Anlegen einer Kurzinfusion gene dazu, ein stützendes Gespräch zu führen.

Dies ist allemal besser als die rasche Injektion in den Po, möglicherweise noch hinterrücks ausgeführt bei sog. nichtkooperativen Patienten.

Eine andere Gruppe von Patienten muß möglicherweise ebenfalls parenteral mit Medikamenten versorgt werden. Und zwar diejenigen, die nicht freiwillig, sondern aufgrund einer richterlichen Einweisung zur Unterbringung gekommen sind. Es setzt sich bei der Rechtsprechung wohl allgemein die Ansicht durch, daß eine Einweisung in eine psychiatrische Klinik auch gegen den Willen eines Hilfebedürftigen auch gleichzeitig die unfreiwillige Behandlung einschließt, denn was hätte eine Unterbringung eigentlich sonst für einen Sinn? Wir wären ansonsten fast wieder bei den mittelalterlichen „Narrentürmen", hätten für diese Gruppe von Patienten wirklich nur Zwangsunterbringung anzubieten.

Es kann also wirklich sein, daß eine medikamentöse Behandlung gegen den Willen des Patienten mit Spritzen einhergehen muß, allerdings dann nur so lange, wie unbedingt nötig.

Bei der intravenösen Gabe wird häufig folgendes übersehen: Der so erzeugte Plasmaspiegel, also die im Blut befindliche Menge des Medikaments, ist wegen des umgangenen Verlusts bei der Passage über Magen und Darm und der Umgehung des Leberkreislaufs („First-pass-Mechanismus", Abbau durch den „ersten Schritt") mehr als doppelt so hoch wie bei oraler Gabe – im allgemeinen jedenfalls. Dies muß bei der Festlegung der Dosierung unbedingt berücksichtigt werden.

Auch umgekehrt gilt dieser Zusammenhang natürlich: Haben wir in den ersten Tagen parenteral behandelt, dann müssen wir bei der Umstellung auf Tropfen wissen, daß diese zunächst einiges höher dosiert werden müssen, wenn wir nicht eine unbeabsichtigte Dosisreduktion riskieren wollen, woraufhin sich dann der Zustand wieder verschlechtert, und alle wundern sich.

Wenn wir also z.B. 4mal 1 ml Haloperidol i.v. gegeben haben, dann entspricht das etwa einer Tagesdosis von zunächst 20 mg.

1 ml Haloperidol-Tropfenlösung sind dagegen erst 2 mg, d.h. um die *gleiche* Menge zu geben, würden wir 200 Trpf. benötigen. Um die *vergleichbare* Menge zu geben, müßten wir dies wenigstens verdoppeln.

Neuroleptika und „Gegenmittel"

Abgesehen von den bereits beschriebenen erheblichen Schwankungen in der zur Wirkung kommenden Dosis, ist für den pflegerischen Bereich ebenfalls sehr wichtig, daß Neuroleptika mit verschiedenen anderen Stoffen in „Interaktion" treten, wodurch ihre Wirkung herabgesetzt wird. Interaktion heißt eigentlich Wechselbeziehung; ein Stoff verändert also die Wirkung eines anderen Stoffes in erster Linie ist dies *Kaffee*. Erfahrene Psychiatriepatienten müssen dies schon erkannt haben, denn sie konsumieren z. T. erhebliche Mengen davon. Dann ist das Staunen allerorten groß, daß diese Patienten überhaupt nicht „richtig ansprechen". Auch **Nikotin** ist hier zu nennen, weiterhin **Kola**, **Milch** sowie überhaupt eine starke **Flüssigkeitszufuhr**, die offensichtlich zu einer beschleunigten Ausscheidung führt.

Unerwünschte Wirkungen

Neben den Hauptwirkungen gibt es bei jedem Medikament Nebenwirkungen, die zumeist unerwünscht sind und das Spektrum der möglichen Anwendungen einschränken. Manchmal sind diese aber auch erwünscht, bei den Neuroleptika z. B. (von Medikament zu Medikament unterschiedlich starke) Sedierung, die neben der antipsychotischen Wirkung durchaus einen therapeutischen Effekt hat.

Neuroleptika beeinflussen **alle** dopaminergen Systeme im Gehirn, wobei für das Zustandekommen einer Psychose vermutlich nur **ein** System verantwortlich ist. Übertragen heißt das also, daß wir das gesamte Wohnzimmer unter Wasser setzen, um eine Topfpflanze zu gießen.

Sowohl bei unseren eigenen Beobachtungen auf den Stationen als auch spätestens bei der Besprechung des Handschrifttests konnten wir sehen, daß die meisten unerwünschten Wirkungen der Neuroleptika im Zusammenhang mit Bewegungen, dem motorischen System, zu sehen sind. Wir sprechen deshalb von „Dyskinesien", also Störungen sowohl im Ablauf einer gezielten als auch einer funktionell richtigen Bewegung.

Für das Auftreten von Dyskinesien gibt es keine feste Regel: manche Patienten sind überhaupt nicht davon betroffen, andere so heftig, daß sie eine weitere Medikamenteneinnahme voller Angst verweigern. Dyskinesien können sofort in den ersten Stunden auftreten oder erst nach einigen Tagen, gerne nach Dosis*erhöhungen*, manchmal aber auch bei einer Dosis*reduktion*. Es gibt auch noch die besonders unangenehmen Spätdyskinesien, die erst nach langjähriger Behandlung auftreten, wenn vielleicht schon eine medikamentöse Behandlung abgeschlossen ist.

Was sind Dyskinesien?

Die Dyskinesien unterliegen *nicht* der willentlichen Beeinflußbarkeit, also dem sog. *pyramidal-motorischen System*, sondern gehen einher mit einer Störung von bestimmten Gebieten im Gehirn, in denen viele Nervenstränge ihren Anfang haben und deshalb *Kerngebiete* oder wegen der Lage im Gehirn auch *Basalganglien* genannt werden. Diese Störungen kennen wir bereits vom *Parkinson-Syndrom* her.

Im Extrapyramidalsystem liegen sozusagen Kenntnisse und Fähigkeiten, über die wir uns keine Gedanken mehr zu machen brauchen: Jeder weiß noch, wie genau er im Fahrunterricht auf Kuppeln und Schalten, auf jeden Hand- und Fußgriff achten mußte – zumindest in den ersten Stunden. Jede Bewegung unterlag der bewußten Kontrolle durch das Großhirn. Mit der Übung im Fahren verschwand auch die Notwendigkeit, Kuppeln und Schalten, Gasgeben und Bremsen kontinuierlich durch das Großhirn überwachen zu lassen, vieles wird zur Routine und „geht von alleine"; diese Bewegungen sind „extrapyramidal" geworden.

Frühdyskinesien
Frühdyskinesien treten innerhalb der ersten Wochen einer Behandlung auf. Man sagt, daß etwa ein Drittel der Patienten hiervon betroffen ist. Wir unterscheiden 3 Gruppen dieser Störungsform:
- eigentliche Frühdyskinesien;
- Parkinson-Syndrom („Parkinsonoid");
- Akathisie/Thasikinesie.

Eigentliche Frühdyskinesien. Als die eigentlichen Frühdyskinesien bezeichnen wir plötzlich auftretende Muskelverkrampfungen, die besonders gern im Gesichts- und Halsbereich auftreten. Dies sind immer schwere Erlebnisse für den Patienten, verbunden mit großer Angst und noch lange bestehender Befürchtung, diese Störungen könnten sich wiederholen. Die Patienten erleben subjektiv eine zunehmende Steifigkeit der Gesichts- und Kaumuskulatur, es kommt zu Grimassieren, beeindruckenden Zungen- und Schlundkrämpfen mit weit herausgestreckter Zunge. Weiterhin kann es zu Augenrollen und einem „Festkleben" der Augen nach oben und seitwärts kommen (wir erinnern uns an das Beispiel des kleinen Kindes, das *Thalamonal* erhalten hat. Dies enthält neben dem Schmerzmittel Fentanyl auch ein Neuroleptikum, nämlich Dehydrobenzperidol, und hat zu einem „Schauanfall" geführt).

Hier ist gute Krankenbeobachtung und sofortiges Einschreiten gefragt. Diese Krämpfe können nämlich „fluktuieren", d. h. kurzfristig auftreten und dann wieder für einige Zeit verschwinden.

Therapeutisch ausgezeichnet wirksam ist hier das Biperidin (*Akineton*), in akuten Fällen intravenös zu verabreichen. Unter der Injektion kann man beobachten, wie die Zunge wieder zurückgeht und sich das Gesicht entkrampft. Manchmal machen „alte Psychiatriehasen" einem solche Symptomatik auch vor, um so an das beliebte *Akineton* zu kommen, das wegen seiner stimmungsverbessernden („euphorisierenden") Wirkung allgemein geschätzt wird.

Parkinson-Syndrom. Das Parkinson-Syndrom entwickelt sich langsamer in den ersten 2–3 Wochen der Behandlung. Es kommt zu einer Symptomatik wie beim „echten Parkinson" mit der *wächsernen Starre* (Rigor), Tremor – besonders in Händen und Fingern – und zu einer Verlangsamung und Einschränkung der Bewegungen (Hypo- bis sogar Akinesie). Die letzte Wirkung ist besonders auffällig und „stigmatisierend" (daran erkennt man den Psychiatriepatienten schlechthin); das Gesicht ist ausdruckslos wegen der herabgesetzten Mimik, der Gang schwerfällig ohne Mitbewegung der Arme (Robotermensch).

Therapeutisch werden auch hier wieder Anticholinergika (*Akineton*) gegeben. Aber auch eine Dosisreduktion, wenn vertretbar, kann Linderung schaffen.

Akathisie/Tasikinesie. Sie werden ebenfalls zu den Frühsymptomen gerechnet. Es handelt sich bei beiden Symptomen um die Unfähigkeit, ruhig sitzen (Akathisie) oder stehen (Tasikinesie) zu bleiben. Wir sehen eine starke innere und motorische Unruhe, einen willentlich nicht zu brechenden Bewegungsdrang. Die Patienten erleben diese Phänomene als sehr quälend. Besonders die unteren Extremitäten sind betroffen: Die Patienten müssen immer wieder aufstehen, sie treten unruhig von einem Bein auf das andere, laufen ziellos auf dem Flur hin und her. Erschwerend kommt hinzu, daß dieses Bild zusätzlich durch die psychosebedingte Unruhe und Angst verstärkt und überlagert wird.

Therapeutisch muß man zunächst daran denken, daß die Bewegungsunruhe durch eine psychotische Agitation bedingt ist. Eine *Dosiserhöhung* der Neuroleptika würde hier die Unruhe *bessern* (ein typisches Beispiel für eine Therapie „ex juvantibus" – das Ansprechen auf ein Medikament weist auf die Diagnose hin). Wenn es sich aber tatsächlich um eine Akathisie handelt, dann kommen (neben einer – wenn vertretbar – Dosisreduktion) zentral wirksame β-Blocker, z. B. Propanolol, oder auch Benzodiazepine, z. B. Oxazepam, zur Anwendung.

> Eine ständige Unruhe des Patienten ist keineswegs ein sicheres Zeichen für eine **Unter**dosierung der Medikamente, sondern kann ganz im Gegenteil für eine **Über**dosierung sprechen. Insbesondere bei älteren Patienten, die häufig mit Neuroleptika sediert werden, ist daran zu denken.

Spätdyskinesien

Diese Störungen werden den Neuroleptika wohl am meisten übelgenommen; sie sind *unabhängig* von der Dauer und der Dosierung der neuroleptischen Behandlung, möglicherweise spielt auch eine Veranlagung des Patienten eine Rolle, denn sie treten nicht generell auf, sondern bei etwa 15% der über Jahre hinweg mit Neuroleptika Behandelten. Besonders tückisch ist, daß die Spätdyskinesien (auch *tardive Dyskinesien* genannt) erst nach langer Zeit auftreten und dann auch noch sehr schlecht zu beeinflussen sind, selbst wenn die Patienten bereits keine Neuroleptika mehr bekommen. Diese Spätdyskinesien treten sogar besonders häufig dann auf, wenn die Neuroleptika abgesetzt oder in ihrer Dosierung reduziert worden sind.

Symptome der Spätdyskinesien sind Bewegungsmuster, die aussehen wie *Leck-, Schmatz-, Saug-* oder *„Mümmelbewegungen"* (das sog. „Kaninchensyndrom"), die sich aber auch auswirken können wie Blinzeln, Grimassieren oder gar Lidkrämpfe.

Bewegungsstörungen der Hände äußern sich an andauernden, rhythmischen Streck- und Beugebewegungen, die wie das Spielen eines Klaviers aussehen, weshalb man im englischen Sprachraum von „piano-playing-movements" spricht. Es finden sich entsprechende Bewegungsstörungen der Füße.

Die dystonen Bewegungsstörungen des Rumpfes äußern sich in Schaukelbewegungen der Hüften und des Beckens. Das *Pisa-Syndrom* trägt seinen Namen nach dem bekannten „schiefen Turm" in Italien. Die Patienten mit diesem Syndrom haben beim Gehen ebenfalls eine schiefe Haltung.

Erklärungen für die Entstehung der Spätdyskinesien gibt es zwar, sie sind aber weitgehend unbefriedigend. Eine davon ist die „Überempfindlichkeitshypothese": Sie geht davon aus, daß nach längerer neuroleptischer Behandlung eine Hypersensitivität der postsynaptischen Dopamin-Rezeptoren besteht. Das würde bedeuten, daß dann schon bei einer niedrigen Dopaminkonzentration eine überstarke Rezeptorantwort erfolgt. Dies würde das Phänomen erklären, daß die Hyperkinesien zurückgehen (über eine verstärkte Rezeptorblockade), wenn die Neuroleptikadosis *erhöht* wird.

Aber: Die irritierende Beobachtung, daß auch Schizophrene mit einem chronischen Verlauf genau die gleichen späten Bewegungsstörungen zeigen, obwohl sie nie neuroleptisch behandelt wurden, ist bis heute noch nicht erklärt worden.

Gemeinsame Merkmale

Allen Bewegungsstörungen ist gemeinsam, daß sie unwillkürlich und stereotyp, d. h. von einem nicht beeinflußbaren Automatismus, sind.

Weiter ist zu bemerken, daß sie bei seelischer Anspannung zunehmen, in Ruhe abnehmen und im Schlaf ganz verschwinden.

Außerdem ist eine wechselnde Ausprägung im Laufe der Zeit typisch.

Die therapeutischen Möglichkeiten hiergegen sind allemal ***unbefriedigend***. Ein Versuch, auf die Neuroleptika zu verzichten, sollte immer gemacht werden. Nützt dies nichts oder ist dies nicht möglich, dann kann man versuchsweise *Triapridex* einsetzen, ein Medikament, das in seiner chemischen Struktur den Neuroleptika sehr ähnlich ist und auch bei der choreatischen Erkrankung[20] mit Erfolg eingesetzt wird.

Andere unerwünschte Wirkungen der Neuroleptika

Allgemeine Bemerkungen

Zunächst einmal einige Bemerkungen zu unspezifischen Wirkungen, die allerdings für die Praxis wichtig sind und die wir kennen sollten.

Eher uncharakteristisch sind Störungen des Denkens, der Konzentration, des Reaktionsvermögens, der Auffassungsgabe und des Gefühlslebens (wir sprechen von „affektiv stumpf" – wie ein Messer, das nicht mehr schneiden kann – ein sich einprägender Begriff). Hieraus resultieren dann insgesamt Verständigungsschwierigkeiten, die Patienten begreifen nicht mehr so rasch, die Umstellfähigkeit ist erschwert. ***Hierauf müssen wir Rücksicht nehmen!***

Durch die gebremste Motorik und die Beeinträchtigung der psychischen Funktionen kommt es zu einem Antriebsverlust; dies verdient besondere Beachtung, da jetzt eine eventuelle Bereitschaft zu Selbstverletzung oder Selbsttötung nur schlecht zu erkennen ist.

Die „pharmakogene Depression", von anderen auch „postremissives Erschöpfungssyndrom" genannt, tritt erst im späteren Verlauf der Behandlung auf. Es ist nicht ganz klar, inwieweit die Neuroleptika hier eine ursächliche Rolle spielen. Man nimmt auch an, daß diese Depression z. T. eine ganz normale Reaktion auf das

---

[20] Sammelbegriff für die Krankheitsbilder mit typischen extrapyramidal bedingten Bewegungsstörungen (chorea = „Veitstanz").

„Stigma"[21] Krankheit und die erlebten Beeinträchtigungen und Beschränkungen ist. Darüber hinaus wird diskutiert, ob nicht auch eine schon vorher depressive Symptomatik erst jetzt, nach erfolgreicher neuroleptischer Anbehandlung und Rückgang der floriden psychotischen Symptome, „demaskiert", also auch der Maske genommen wird.

Unter dem Stichwort „Anhedonie"[22] wird in letzter Zeit darüber gesprochen, ob Neuroleptika nicht auch einen Verlust an Lebensfreude bewirken können. Doch dies ist ganz schwierig zu beweisen oder zu widerlegen. Schon nach den ersten Beschreibungen der Schizophrenie gehört nämlich diese „Anhedonie" mit zu den charakteristischen Symptomen. Wahrscheinlich ist aber, daß doch eine wie auch immer geartete Wechselwirkung zwischen Neuroleptika und Lebensfreude entsteht.

Jeder, der wie wir *regelmäßig* 10 km durch den Wald läuft oder 35 km mit dem Fahrrad rast, weiß, daß er nach solchen Anstrengungen gar nicht erschöpft, sondern merkwürdigerweise sogar ein wenig erholt und ausgeglichener ist. Das hängt mit Stoffen zusammen, die wir bei regelmäßigen Anstrengungen selbst im Körper bilden und die uns Freude und Lust bereiten. Diese Stoffe heißen *Endorphine* und sind chemisch dem Morphin verwandt. Bisher sind 30 dieser Endorphine bekannt, die unterschiedlich gebildet werden – z. B. auch bei gutem Essen, weshalb möglicherweise auch hier ein gewisser Lustgewinn erfolgt. Auch Sexualität hängt mit Endorphinbildung und -ausscheidung zusammen, bewußt erlebte Sexualität.

Stoffe wie Kokain und Amphetamin steigern die Katecholamineinströme in den synaptischen Spalt, sie sind somit Dopaminagonisten. Somit kann man sagen, Endorphine und Dopamin hängen für die nervliche Zellarbeit mit Freude und Lust zusammen.

Stoffe, die dagegen arbeiten, sind Dopaminantagonisten. Aus der Besprechung der Neuroleptika-Wirkung an den Zellen wissen wir nun, daß Neuroleptika Dopaminantagonisten sind. Hieraus können wir eigentlich folgern, daß Neuroleptika mit dieser „Anhedonie" zu tun haben.

---

[21] Das heißt im nichtpsychiatrischen Deutsch soviel wie Kennzeichnung oder Zeichen, jedenfalls etwas, das man einem anderen schon deutlich ansehen kann. „Stigmatisiert" sind Kranke, die gleich eingruppiert werden: ein Irrer, ein Verrückter …

[22] „Anhedonie" leitet sich aus dem Griechischen ab, wo in der Antike der „Hedonismus" eine philosophische Lebensrichtung und -haltung war. *Hedonè* bedeutet Freude und Lust; der Hedonist war jemand, dessen höchstes ethisches Prinzip das Streben nach Sinneslust und Genuß war.

Auch hierüber ist viel geforscht worden. Wir können zusammenfassend sagen: Beweisen läßt sich die Auffassung bisher nicht, daß Neuroleptika die Lebensfreude stören; theoretisch kann man das jedoch annehmen. Andererseits gehört eine gestörte Lebensfreude ja gerade zu den Merkmalen der Krankheit, für die es Neuroleptika hauptsächlich gibt: die Schizophrenie.

Weiter müssen wir daran denken, daß das Parkinsonoid mit der Akathisie, der reduzierten Mimik und der eintönigen Sprache auch als Depression aufgefaßt werden kann. Hier müßten dann allerdings Anticholinergika wie *Akineton* Besserung bringen.

 Die Depression ist also nicht unbedingt oder zumindest nicht völlig eine Nebenwirkung der Neuroleptika.

Endokrine Störungen

Hier sind die **Gynäkomastie** und die **Galaktorrhö** zu nennen, also die Bildung einer weiblichen Brust beim Mann und der Milchabsonderung entweder bei einer gynäkomastischen Entwicklung oder außerhalb der Schwangerschaft. Bei Frauen kann als Vorstufe auch ein Druck- und Schmerzgefühl in der Brust auftreten. Wie beim Abstillen, hilft hier bei beiden Erscheinungen *Pravidel*.

Bei Frauen kommt es zudem nicht selten zu einer **sekundären Amenorrhö** der fehlenden Monatsblutung, die die Betroffenen als Schwangerschaft interpretieren können.[23] Weiter können sich Patientinnen große Sorgen darüber machen, nun für alle Zeiten unfruchtbar zu sein. Der Hinweis darauf, dies sei nur eine vorübergehende Störung und verschwinde nach Absetzen der Medikamente, wird in der Regel dankbar aufgenommen.

Das gleiche gilt für die **Potenzstörung**, die ebenfalls von beiden Geschlechtern als sehr beeinträchtigend erlebt wird. Dies tritt besonders bei Neuroleptika mit schwacher neuroleptischer Wirkung auf.

---

[23] Das kann zu unangenehmen Folgen führen, denn oft kommt es dadurch zu der Vorstellung, vergewaltigt worden zu sein, möglicherweise dann, wenn die Aufnahme und die ersten Untersuchungen gegen den Widerstand der Patientin durchgeführt werden mußten.

Vegetative Störungen

Diese sind wegen der geringeren anticholinergen Wirkung weniger ausgeprägt als bei den Antidepressiva, können aber je nach Präparat und individueller Empfindlichkeit sehr unangenehm sein. In erster Linie handelt es sich um *orthostatische Dysregulationen* mit daraus folgender Kollapsneigung und Schwindel.

Blutbildveränderungen

Störungen der Blutbildung treten relativ selten auf; beim Clozapin (*Leponex*) muß man hierauf jedoch besonders achten. Wöchentliche Kontrollen des Differentialblutbildes sind in den ersten Monaten der Therapie unbedingt erforderlich.

Öfter sieht man einen Anstieg der Leberwerte unter Neuroleptika, der sich aber meist in Grenzen hält und dann auch keinen wesentlichen Krankheitswert hat. Trotzdem sollten die Leberwerte, insbesondere die alkalische Phosphatase, gelegentlich kontrolliert werden, da es unter Neuroleptika gelegentlich zu einem *cholestatischen Ikterus* gekommen ist.

Senkung der Krampfschwelle

Ganz wichtig zu wissen ist, daß die Neuroleptika die zerebrale Krampfschwelle senken und damit die Krampfbereitschaft erhöhen, d. h. es kann zu *epileptischen Anfällen* kommen. Besonders fatal ist dies, wenn jemand nach einem Anfall einen sog. postiktalen Dämmerzustand hat, in dem er verwirrt und hochgradig unruhig ist, sich gegen eine Behandlung oder Untersuchung wehrt und vielleicht sogar heftig um sich schlägt. Wenn wir das Zustandekommen dieses Zustands nicht erkennen und jetzt ein Neuroleptikum spritzen, um den Patienten zu dämpfen, provozieren wir noch einen weiteren Anfall oder sogar einen Status epilepticus. Gleiches gilt für Unruhezustände bei Schädel-Hirn-Trauma und Alkoholentzugssyndromen, Zuständen, bei denen die Krampfschwelle sowieso schon herabgesetzt ist.

> Vorsicht mit der Gabe von Neuroleptika bei unklaren Unruhezuständen mit nicht sicherer Orientiertheit des Patienten.

Malignes neuroleptisches Syndrom (MNS)

Dies ist eine seltene, aber ausgesprochen ernsthafte Nebenwirkung mit einer hohen Letalität (Sterblichkeit).

Das MNS geht einher mit einer Bewußtseinsstörung im Sinne einer vermehrten Schläfrigkeit, einem Rigor, einer Tachykardie, hohem Fieber und einer Erhöhung der Kreatinkinase (CK) im Blut. Das MNS kann direkt zu Behandlungsbeginn, in den ersten Tagen oder auch noch länger komplikationsloser Therapie auftreten. Häufig ist eine rasche Dosiserhöhung vorangegangen. Das Vollbild des MNS entwickelt sich meist schnell innerhalb von 1–2 Tagen.

Also Vorsicht, wenn ein Patient plötzlich Fieber bekommt, etwas dösig wirkt und wenn eine allgemeine Steifigkeit festzustellen ist.

Wenn es sich um ein MNS handelt, sind sofortiges Absetzen der neuroleptischen Therapie und intensivmedizinische Behandlung notwendig. An medikamentösen Maßnahmen hat sich das Dantrolen (*Dantamacrin*) als wirksam erwiesen, das aber in kleineren Krankenhäusern nicht immer in gewünschten Mengen zur Verfügung steht, da es sehr teuer und nicht sehr lange haltbar ist. (Notfalls muß dann jemand die fehlende Menge von benachbarten Kliniken holen.)

Was das MNS noch schwieriger macht, ist die Tatsache, daß es kaum von der *perniziösen Katatonie* zu unterscheiden ist. Diese tritt im Rahmen einer katatonen Schizophrenie auf und wird dann mit Neuroleptika behandelt – ganz im Gegensatz zum MNS.

Kontraindikationen

- Die größte Gruppe der Gegenanzeigen leitet sich aus der Wirkung der Neuroleptika ab. Dazu gehören die akuten Vergiftungen mit anderen zentral dämpfenden Medikamenten, denn hier kann es zu einer *zentralen Atemlähmung* kommen.
- Die anticholinerge Wirkung, die besonders bei den trizyklischen Neuroleptika (Phenothiazine und Thioxanthene) auftritt, verbietet einen Einsatz bei Engwinkelglaukom und Harnverhalt. Vorsicht ist geboten bei Prostatahypertrophie und Pylorusste-

nose. Die anticholinerge Wirkung ist allerdings nicht so hoch wie bei den Antidepressiva. Dennoch meinen wir, eine routinemäßige Sedierung (z. B. im Gefolge eines Herzinfarkts) mit Neuroleptika anstatt Benzodiazepinen ist sehr kritisch zu beurteilen. Zu oft sieht man auch unter Behandlung mit dem Butyrophenon-Abkömmling Melperon (*Eunerpan*) bei Männern Harnverhalt.

• Hinzu kommen Einschränkungen bei Patienten mit Herzrhythmusstörungen, Schenkelblockbildern, Zustand nach Herzinfarkt, bekannter Epilepsie sowie natürlich bekannten Allergien gegen diese Stoffe. Neuroleptika sollten also nur vorsichtig auf kardiologischen Intensivstationen eingesetzt werden!

Depotneuroleptika

Das Haupteinsatzgebiet der Depotneuroleptika ist die chronische Schizophrenie. Bei dieser Zubereitungsform liegt das Medikament in öliger Lösung vor und wird tief intramuskulär verabreicht, damit es nicht zu einem Spritzenabszeß kommt. Die Wirkung wird dann über einen je nach Präparat unteschiedlichen Zeitraum von 1–6 Wochen freigesetzt.

Die Depotformen der Neuroleptika wurden in erster Linie entwickelt, um bei Patienten, die nur unregelmäßig und unzuverlässig ihre Medikamente nehmen (also fehlende Compliance), eine wirklich effektive Langzeitbehandlung vorzunehmen.

Die Einsatzdauer der Depotpräparate erstreckt sich von einem Vierteljahr zur „Remissionsstabilisierung" (d. h. zur Rückfallverhütung in der Phase nach dem Abklingen der Psychose) bis zu 1–3 Jahren zur "Rezidivprophylaxe". Es kann auch über längere Zeit zur „Symptomsuppression" bei Langzeitverläufen gegeben werden. Dies betrifft Patienten, die also nie ganz symptomfrei sind und durch die Neuroleptikagabe besser mit ihrer Krankheit zurechtkommen.

Die langfristige und kontinuierliche Behandlung, die häufig in sehr niedriger Dosierung möglich ist, bietet eine guten Schutz vor zuviel „Stimulierung" von außen und innen und hilft so, Verschlechterungen und Rückfälle der Psychose zu vermeiden. Häufig ist es erst auf diese Weise Langzeitpatienten möglich, ein Leben außerhalb der Anstalt in betreuten Wohngruppen oder Arbeitsplätzen zu führen.

Man hört immer wieder den Einwand, daß die Langzeitmedikation völlig überflüssig, wenn nicht sogar unverantwortlich sei. Der medikamentöse Schutz vor Überstimulierung sei nur ein Verkaufsargument der Pharmaindustrie, eine begleitende Psychotherapie, gut funktionierende gemeindepsychiatrische Einrichtungen und ein entspanntes Klima seien zur Behandlung viel besser geeignet. Das stimmt!

Aber leider sieht die Realität so aus, daß es für die meisten Patienten eine solche Alternative nicht gibt. Die optimalen Bedingungen sind leider die Ausnahme, die Psychiatrie ist immer noch das vernachlässigte Stiefkind der Gesundheitspolitik. Das mag daran liegen, daß Politiker natürlich lieber eine Computertomographen, ein Herzkatheterlabor oder blitzend neue Endoskopieplätze einweihen als in Wohngegenden für betreute Wohngruppen Werbung machen zu müssen.

Die Patienten erwarten aber mit Recht Hilfe dabei, ihr durch die Krankheit ohnehin erschwertes Leben zu bewältigen. Wenn hier die Depotneuroleptika eine Hilfe sein können (und viele langfristige Untersuchungen sprechen dafür), dann sollte man sie auch geben. Dem betroffenen Patienten, der keine Wohnung, keinen Therapieplatz und auch keine Arbeit findet, helfen nämlich Träume von einer „idealen Welt" herzlich wenig.

Im Umgang mit den Depotneuroleptika müssen einige Punkte beachtet werden:

- Es reicht nicht aus, die Patienten zum „Spritzentag" einzubestellen und dann reihenweise abzufertigen. Die Injektion muß immer mit einem ärztlichen Gespräch verbunden sein, der regelmäßige persönliche Kontakt ist unbedingt zu wahren. Ansonsten kann auch der Verlauf der Erkrankung, die manchmal eine Dosisanpassung nach oben oder unten erforderlich macht, nur schlecht beurteilt werden.
- Bewährt hat sich darüber hinaus, mit den Angehörigen eng zusammenzuarbeiten. Diese müssen – bei aller berechtigten Skepsis – die Therapie mittragen und überwachen.

Eine Langzeitbehandlung der Psychosen ist selbstverständlich auch in *Tablettenform* möglich, wenn der Patient seine Medikamente verläßlich einnimmt. Dies kann sogar, wenn der Patient über seine Krankheit und die ersten Symptome einer Verschlechterung gut Bescheid weiß, in eigener Regie erfolgen. Das heißt Neuroleptika zum Schutz vor Überstimulierung werden in Selbstmedikation nur eingenommen, wenn tatsächlich ein starker Reiz auftritt oder zu erwarten ist, also z. B. bei Ärger auf der Arbeitsstelle, bei einer anstehenden Geburtstagsfeier, zu der Freunde eingeladen werden usw.

Eine Variante der Langzeitbehandlung kann auch so aussehen, daß eine geringe Menge des Neuroleptikums als Depot gegeben wird, bei Bedarf kann der Patient *zusätzlich Tabletten oder Tropfen* nehmen. Dies funktioniert unter der Voraussetzung einer guten „Compliance". Der Vorteil ist, daß Medikamente eingespart werden.

Wir müssen uns diese Behandlungsform nämlich vorstellen wie bei der Therapie des Diabetes mellitus nach dem „Basis-Bolus-Prinzip". Auch hier wird ja eine geringe Insulindosis in verzögerter Form gegeben. Wenn dann mehr gebraucht wird, kann sich der Patient je nach dem selbst gemessenen Blutzucker und später wohl auch nach eigener Erfahrung selbst Altinsulin spritzen. Die Menge ist davon abhängig, wieviel er ißt.

Für den Psychosekranken gilt entsprechend: Die Menge des zusätzlich benötigten Neuroleptikums ist abhängig von der Stärke des Reizes.

Treten bei den Depotneuroleptika unerwünschte Wirkungen auf, dann handelt es sich um die gleichen, die bereits besprochen wurden. Die Nebenwirkungen treten allerdings häufig nur in den ersten Tagen der Spritze auf, wenn ein höherer Spiegel im Rahmen der Anflutung des Medikaments entsteht (auch dafür gibt es natürlich schon ein neudeutsches Wort: der fortgeschrittene Psychiater spricht vom „early peak"). Die Gabe eines Anticholinergikums (*Akineton*) kann zumeist auf diese ersten Tage begrenzt werden.

Wir sehen aus der Liste der Präparate, daß sich die Depotneuroleptika doch erheblich in ihrer Wirkdauer unterscheiden (Tabelle 5). Für welches Präparat wir uns letztlich entscheiden, hängt davon ab, mit welchem *oralen* Medikament bislang behandelt wurde, ob eher ein kurzes oder ein langes Behandlungsintervall gewünscht ist und welche Menge benötigt wird. Denn wenn wir mit *Imap* in hoher Dosierung behandeln, dann müssen wir 6 ml einer zähflüssigen, öligen Lösung spritzen, was für den Patienten mitunter sehr schmerzhaft ist.

Tabelle 5. Präparate und mittlere Wirkdauer (in Wochen)

Arzneistoff (INN)	Präparat	Mittlere Wirkdauer
Fluspirilen	*Imap*	1–2
Zuclopentioxoldecanoat	*Citatyl* Depot	2
Flupentixoldecanoat	*Fluanxol* Depot	2
Fluphenazindecanoat	*Dapotum* D	2–3
Perphenazindecanoat	*Decentan* Depot	2–3
Haloperidoldecanoat	*Haldol* Decanoat	4

Besser ist dieses Problem bei *Fluanxol* gelöst; dort können wir uns zwischen einer 2- und einer 10%igen Lösung entscheiden; gut auch bei *Dapotum* D, das normalerweise in 25 mg/ml vorliegt. Wird mehr benötigt, können wir *Dapotum* D 50 (50 mg/ml) oder sogar *Dapotum* D 100 (100 mg/ml) nehmen.

Ein einziges orales „Depotneuroleptikum" liegt vor, das Pimozid (*Orap*). Durch seine chemische Struktur braucht es nur einmal pro Tag genommen zu werden. Aber das ist dann eigentlich schon kein „Depot" mehr, obwohl das einmalige Nehmen täglich schon einen großen Fortschritt darstellt.

Psychiatrisches Repetitorium

Schizophrenie

Einführung

Wir kommen nun zur Besprechung der eigentlichen Geisteskrankheit. Wenn von psychiatrisch Erkrankten, von „Verrückten" oder „Irren" gar die Rede ist, so wird in erster Linie die schizophrene Erkrankung damit gemeint sein.

Schon unser eigener Umgang mit dem Wort schizophren ist recht häufig selbst „schizophren": Schizophrenie bedeutet wörtlich übersetzt *„Geistesgespaltenheit"*[24] Dennoch hören wir öfter, *dieses* oder *jenes* sei doch „schizophren"[25] Dies ist doch aber kaum sinnvoll oder nachvollziehbar: Wie kann eine Meinung oder eine Tat*sache geistes*gespalten sein?

Auch der Ausdruck „verrückt" gilt als Schimpfwort und ist u. U. sogar schmerzensgeldfähig. Dabei ist „verrückt" eigentlich auch heute noch der beste Ausdruck für jemanden, der aus seinem Lebensgleis in ein anderes *gerückt* und dadurch *ver*rückt wurde. Ein weggerückter Schrank ist doch auch verrückt …

Genauso ist eigentlich der Ausdruck „irr" recht positiv aufzufassen: Jemand, der von mahnenden und fordernden Stimmen verfolgt wird, geht dann bei der Befolgung dieser Stimmen irre, er ist also ein Irrender – ein Irrer.[26]

---

[24] Es ist ein von Eugen **Bleuler** erfundenes Wort, das sich aus den griechischen Bestandteilen *schizein* (= spalten) und *phrene* (= Geist, Verstand) zusammensetzt.

[25] „Das ist doch in höchstem Maße schizophren", hörten wir neulich eine Frau im Bäckerladen schimpfen, „die Bauern bekommen immer weniger für ihr Getreide, und das Brot wird immer teurer."

[26] Bei allen Ausdrücken sollten wir uns selbst überlegen, was sie eigentlich heißen. Ein trauriges Beispiel bietet auch das Wort „Idiot". Es stammt ebenfalls aus dem Griechischen, wo ein *„idiota"* ein Privatmann, ein Laie, war, der im Krieg zu keinem richtigen Dienst taugte und deshalb auf den weniger wichtigen Punkten als „Masse" eingesetzt wurde. Wer im Krieg also nichts richtig Kriegerisches tun konnte, war ein Idiot. Tolle Einsichten tun sich da für uns auf …

Wenn wir die Bezeichnungen für Krankheiten als Schimpfwörter gebrauchen, so stellt dies unsere Unfähigkeit und unsere Angst dar, uns mit dem Anderssein von Menschen und ihrem Leiden auseinanderzusetzen. Das wiederum hängt nun ganz eng mit der schon beschriebenen Unfähigkeit zusammen, Krankheiten anders als rein chemisch-physikalisch zu sehen. Wir distanzieren uns von diesen Krankheiten **und damit selbstverständlich auch von den dadurch betroffenen Menschen**, indem wir uns über sie lustig machen und ihr Leiden verächtlich als **unser** Schutzschild gebrauchen (alle „Irren-Witze" sind hierfür ein Beleg). Auf diese Weise verfestigen wir – auch ungewollt – die Angst vor psychisch kranken Menschen, lernen es nie zu begreifen, daß eine psychische Krankheit prinzipiell nichts anderes ist als ein gebrochenes Bein: nämlich eine Verletzung unseres Ich und unserer Persönlichkeit, die uns auf die Mithilfe anderer angewiesen sein läßt.

Natürlich werden unsere Gefühle gegenüber psychisch Kranken ganz wesentlich davon beeinflußt, wie wir in unserer Jugend und Kindheit gelernt haben, mit seelisch Kranken umzugehen. Wer bereits in der Schule gelernt hat, jemanden als verrückt zu bezeichnen, dem wir uns in irgendeiner Hinsicht überlegen fühlen, der wird kaum den rechten Zugang zu seelischen Krankheiten finden.

Zusätzlich kommen noch die Vorurteile hinzu, die wir alle psychisch Kranken gegenüber haben. Wolfgang **Demuth** (1987) listet 3 Aspekte auf, die uns i. allg. im Zusammenhang mit seelisch kranken **sofort** einfallen:

- Unberechenbarkeit,
- Verlorengehen der Verstandesfunktionen,
- Kontrollverlust des eigenen Verhaltens.

Unter diesen 3 Aspekten pflegen wir unsere Vorurteile. Unberechenbarkeit wird in den meisten Fällen sogar als Aggressivität gewertet. Sachliche Informationen, daß Schizophrene sogar eher seltener kriminell werden als Nichtschizophrene, finden bei uns i. allg. kein Gehör.

Wenn wir nun diese Vorurteile und unsere Einstellungen beschreiben, so werden sie sich wohl in den allermeisten Fällen auf das beziehen, was wir die Schizophrenie nennen.

Wir wollen uns einmal selbst überprüfen:

In Stichworten sollte jetzt jeder schreiben, was er ganz persönlich unter dem Schlagwort „Schizophrenie" versteht. Dabei ist es gleichgültig, ob er Erlebtes oder Gehörtes aufführt. Wichtig ist nur ein kurzes Nachdenken.

Wenn wir das jetzt getan haben, dann sollten wir noch ein kleines Gedankenexperiment durchführen, wie es Fritz B. **Simon** in seinem wirklich lesenswerten Büchlein *Meine Psychose, mein Fahrrad und ich* vorschlägt:

> Man sitzt auf einem Fußballplatz und hat von dem Spiel und dem, was da unten abläuft, überhaupt keine Ahnung. Erschwerend kommt hinzu, daß alle Spieler und auch der Ball unsichtbar sind. Nur der Schiedsrichter läuft scheinbar ziellos auf dem Platz herum, schreit, gestikuliert wild und brüllt nicht sichtbare Leute an. Was würden denn *wir* von einem solchen verrückt gewordenen Mann in kurzen, schwarzen Hosen halten?
>
> Kennen wir aber die Ordnung und die Regeln des Spiels, dann wirkt das Verhalten des Schiedsrichters ganz anders auf uns. Wir können es nämlich nachvollziehen, einordnen und dann für „normal" halten ... (Simon 1990, S. 41).

Entwicklung der Schizophreniediagnostik

Der Ausdruck für die Erkrankung, über die wir gerade sprechen, ist relativ neu. Er wurde 1911 von dem Schweizer Psychiater Eugen **Beuler** geprägt und ist ein Kunstwort aus dem Griechischen (vgl. Fußnote 24 auf S. 145). Es gab zum Ende des vorigen Jahrhunderts, also in einer Zeit raschen wirtschaftlichen Wachstums, und in der Folge davon auch ein plötzliches Zerreißen alter Familienbindungen,[27] verschiedene Überlegungen, Geisteskrankheiten, die mit unheimlichen, uns nicht verständlichen Symptomen einhergehen, näher zu erforschen und v. a. lehrbuchhaft zu beschreiben.

Emil Kraepelin – der Begründer der modernen Psychiatrie

Emil **Kraepelin** faßte an der Schwelle zum 20. Jahrhundert verschiedene dieser Überlegungen zusammen und unterschied

---

[27] Gleichzeitig wurden – dies sehr verallgemeinernd – aus Landarbeitern Fabrikarbeiter: aus einem zumindest noch in einigen Bereichen selbständig Arbeitenden wurde der „verlängerte Arm" einer Maschine. Damit wurde auch die eigene und unverwechselbare Persönlichkeit eines Menschen, produktionstechnisch gesehen, absolut minderrangig.

2 Formen von Psychosen[28]:

- zyklothyme endogene Psychosen,
- Psychosen, die nicht zyklothym sind.

Die erste Gruppe von Erkrankungen nennen wir manisch-depressives Irresein oder affektive Psychosen. Alle Erkrankungen, die nicht darunter eingruppiert werden konnten, umfaßten dann die zweite Gruppe.

Die Zyklothymie hatte i. allg. eine gute Prognose und heilte in den allermeisten Fällen auch ohne Behandlung gut aus. Die andere Psychoseform hatte jedoch nach Kraepelins Beobachtungen eine schlechte Prognose und mündete unweigerlich irgendwann in eine „vorzeitige Verblödung". Höflicher konnte man dies mit den lateinischen Worten „Dementia praecox" bezeichnen; diese Psychoseform wurde von Kraepelin daher auch so genannt.

> Kraepelin fand 2 Formen der endogenen Psychose:
> - die Zyklothymie mit guter Prognose und gutem Ausgang, und
> - die Dementia praecox mit zwangsläufiger Verblödung.
>
> Allein die Diagnosestellung konnte also in einem sehr großen Maße mit zur sozialen *Achtung* oder *Ächtung* beitragen. Vielleicht rührt noch daher unser Unbehagen im Umgang mit psychisch Kranken.

Schizophreniediagnostik nach Bleuler

Der schon erwähnte Eugen Bleuler konnte den grundsätzlich schlechten Ausgang der Dementia praecox ***nicht*** bestätigen. Er fand ganz im Gegenteil sehr viele Verläufe, die damit nicht in Einklang zu bringen waren, obwohl die Patienten ganz sicher an dieser Krankheit litten. 1908 und später noch einmal 1911 schrieb er einen richtungweisenden Beitrag zu einem Handbuch, den er überschrieb mit: *Dementia praecox oder die Gruppe der Schizophrenien.*

---

[28] ***Psychosen*** sind Erkrankungen, die das ***gesamte*** körperlich-seelische Leben betreffen.

Hier entwickelte er das Bild dieser unheimlichen Erkrankung noch einmal neu und stellte auch eine bessere Verlaufsbeobachtung in den Vordergrund.[29] In einer neueren Auflage seines immer noch interessanten und fesselnden Lehrbuchs, das später von seinem Sohn und nun bereits von dessen Schülern und sogar „Schülersschülern" herausgegeben wurde, heißt es hierzu:

> Bei der Schizophrenie scheint also – und das will ihr Name besagen – die Gesamtpersönlichkeit aufgelockert, gespalten und der natürlichen Harmonie verlustig, was sich gleichermaßen in der Zerfahrenheit, der Parathymie und der Depersonalisation äußert.

Bleuler fand also bei seinen Patienten deutliche Persönlichkeitsstörungen, die irgendwann einmal unerklärlicherweise einsetzen und den Patienten in seiner *Gesamtheit* befallen. Bleuler konnte bei jedem Schizophreniepatienten 3 Störungen finden:
- denkerische Störungen (= *A*ssoziationsstörungen),
- gefühlsmäßige Störungen = *A*ffektivitätsstörungen),
- subjektive Störungen (= *A*utismus).

Sie waren nach seinen Beobachtungen das Wesen dieser Erkrankung. Als *Grundsymptome* befielen sie ausschließlich *jeden* Kranken in allerdings unterschiedlicher Stärke. Die *drei A's* der Grundsymptome waren der Wegweiser zum Erkennen der Schizophrenie.

Störungen der Assoziation. Es läßt sich hier ein Mangel an Zusammenhang der Gedanken finden. Satzinhalte, ja ganze Satzbruchstücke werden beziehungslos nebeneinandergesetzt. Es findet oft eine Begriffsverschiebung, teilweise in Symbolsprache, statt.

Als sehr gutes Beispiel hierfür kann man in Bleuelers Lehrbuch den „Epaminoudas" finden, das Epos eines Schizophrenen. Hier lassen sich unschwer Herrschsucht und Machtwillen finden, teilweise jedoch in einer absolut unzusammenhängenden und von hohem Pathos schwangeren Sprache.

---

[29] Das konnte er auch besser tun, denn Bleuler lehrte und lebte in einer großen Anstalt in Zürich, während Kraepelin nur die kleinen, bisweilen noch nicht einmal 10 (!) Betten umfassenden Universitätskliniken von Dobat und später München leitete.

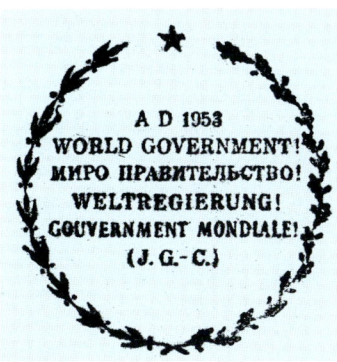

Abb. 15. Siegel der Gastvorlesung

Die Abb. 15 und 16 zeigen eine „Gastvorlesung" eines Schizophreniekranken und einen eigens von ihm entworfenen Stempel. Dieser Patient lief damals (1953, also noch vor Einführung der Neuroleptika) auf dem Gelände der Universitäts-Nervenklinik Erlangen als Kalfaktor mit einer „Feldposttasche" umher und verteilte dabei auch gleichzeitig seine Gastvorlesungen. Die Kopie des Stempels ist vergrößert, man beachte den gesamten Aufbau: Neben dem Begriff „Weltregierung!" in 4 Sprachen erscheint auch das Monogramm (J. G.-C.) des Patienten.

Die Eltern des einen von uns waren als Ehrengäste geladen, wegen „des Sterns, den sie gerufen haben", womit wahrscheinlich der gerade geborene ältere Bruder gemeint war, mit dem J. G.-C öfter spielte.

Störungen der Affektivität. Es kommt zu einer Gefühlsverflachung, insbesondere einem Verlust der „affektiven Modulationsfähigkeit", also zum Verlust des gefühlsmäßigen Auf und Ab. Zusätzlich fällt auf, daß alle Gefühlsäußerungen etwas Unnatürliches, teilweise Theatralisches an sich haben.

Bei bestimmten Schizophreniekranken kann man beobachten, daß sie mit großen Gebärden das Elend und die Schuld der Welt bejammern, gleichzeitig aber achtlos und gelegentlich sogar schadenfroh darüber hinwegsehen, wenn sich ein Mitpatient verletzt hat. Oft fällt auch eine „Gefühlsumkehr" auf, so wird z. B. in traurigen Situationen gelacht und umgekehrt geweint bei allgemeiner Heiterkeit.

Autismus. Hierunter versteht Bleuler den Kontaktverlust zur Wirklichkeit, insbesondere eine zunehmende Selbstbezogenheit, die sich

```
Gastvorlesung nr.: 20. im Festsaal der Heilanstalt in Erlangen.

Vorwort: Damen und Herren,
Jch bin hier in Westdeutschland als Schizophrener deklariert. Na-
türlich sind meinem Wissen und Können,-auch Grenzen gezogen. Wollen
Sie mir bitte sagen,wer am 26./Mai/1927 in den Nachmittagsstunden
meinen Hauptmann THOMAS am Teniet-el-Kebira in Marocco,den Heldentod
sterben liess,-oder aber wer ihn brutal ermordet hat?.............
Jch erwarte binnen 6 Wochen eine schriftl.Mitteilung,andernfalls
ich Sie,-meine Damen und Herren,-ebenfalls öffentlich als schizo-
phren bezeichnen muss!-----
Damen und Herren, Jch danke Jhnen für Jhr zahlreiches Erscheinen
und für die Einladung,resp. für die Herausforderung,-an dieser Stel-
le vor Jhnen mein Programm zu entrollen. Allerdings bin ich nicht
Seine Majestät,der deutsche Exkaiser Wilhelm II. und auch nicht der
Exreichskanzler A.Hitler,-aber ich bin der Fremdenlegionär vom 1er
Regiment Etranger de Cavalerie: Joseph Greil-Creil, abkommandiert
seit 1930/1953 nach Deutschland,als militärpolitischer Aufklärer,-
Umschuler,-Verbindungs-und Sicherheitsdienst,für das Thema:
"Deutschland + Völkerbund" "Deutschland + -UNO-." Beide Missionen
sind erfüllt. Bitte adressieren Sie sich an die "DEUTSCHE GESELL-
SCHAFT der VEREINTEN NATIONEN in Heidelberg/Hauptstrasse nr.: 244."
Ein guter Rat:
1). im Marienplatz Nürnberg und am Hügel in Heroldsbach eine Gottes-
mutterkapelle bauen,-oder ein Denkmal für Mutter und Kinder!-----
2). im Maximiliansplatz/Krankenhausplatz in der Univ.-Stadt Erlangen
einen Rotkreuz-Obelisk errichten,-oder eine Grünanlage!-----
3). an vielen Verkehrsunfällen tragen die Behörden die Schuld,-
weil man die Geschwindigkeitsgrenzen beseitigt hat!-----
Ein Blick in die Zukunft:
Seit 4953 Jahren schlummert in den ägyptischen Pyramiden ein Welt-
wunder,resp. ist ein Geheimnis verborgen,-welches jetzt enthüllt
wird,und in einigen Jahrzehnten volle Wirklichkeit annehmen kann:
Aufbau: die Völker kommen,-und die Völker gehen:
        der Völkerbund in Genf funktionierte von AD.1919/1942;
        die -UNO-    in NewYork funktioniert..von AD.1942/1953 usf.
        WER kommt aber nach der -UNO-?...........................
Lösung: es kommt die WELTREGIERUNG!-----
exakt aufgebaut: Weltkirche/Weltregierung/Weltbank/Welthandel/
                 Weltindustrie/Weltpolizei/Weltpost.
Programm für 1953/1954:
1). Weltkirche: alle Konfessionen können mitarbeiten!
2). Weltregierung: alle Staatschefs können aufgenommen werden!
3). Weltbank: dementsprechende Aktivität!
4). Welthandel: wird ausgebaut und verbessert!
5). Weltindustrie: wird verbessert!
6). Weltsprache: anglo-amerikanisch/franz./russisch/deutsch/esperanto!
7). Weltpolizei: gut funktionierend/moderne Apparate/humane Gesetze!
8). Flagge/Fahne/Standarte: (Farben: regenbogen) mit Jnschrift!
Proklamation:
Feierlicht verkünde ich hier vor Zeugen und Zeuginnen,-im Zeitalter
der modernen Technik,-(mit dem Surren und Dröhnen von tausenden
von Düsenjägern und sonstigen fliegenden Maschinen,-und mit dem
zuckenden Blitzen und Rauchpilzen von Atomwaffen)- heute,am.........
...............1953 gemäss der NEUEN ZEITRECHNUNG,dass soeben
ein Präsidium der Weltregierung gegründet wurde!-----
EINLADUNG zur Mitarbeit ergeht an die Regierungschefs in Washington/
Moskau/London und Paris.-----
Ehrenmitgliedschaft wird überreicht an:
1). Präsidium der Vereinigten Staaten von Amerika/Washington/USA.
2). Präsidium der Sozialistischen Sowjetrepubliken/Moskau./UdSSR.
3). Her Majesty,Queen Elizabeth II./Grossbritannien/London.
4). Premierminister,Sir Winston Churchill/Grossbritannien/London.
5). Presidence de la Republique francaise/Paris.
6). Deutschland: nach Einigung!

Damit schliesse ich meine Gastvorlesung nr.: 20. und sage Jhnen,
meine Damen und Herren,-dass dieses Programm ein Stück Pionierdienst
an der Welt ist,-und zugleich als mein Testament gilt!-----

Erlangen/Deutschland/am:.......................................1953.
Unterschrift: Legionär Joseph Greil-Creil.
```

Abb. 16. Beispiel für Assoziationsstörungen

bis zur totalen Abkapselung von allen äußeren Reizen fortent-wickeln kann. Das Wort autistisch wird heute im Zusammenhang mit Kindern gebraucht, die zu keinerlei Sozialkontakten fähig sind.[30]

Diese *Grundsymptome* bilden die eine Seite der Schizophrenie. Aus unserer kleinen Übung zu Anfang dieses Kapitels werden wir aber wohl vermissen, was nach unseren Vorstellungen die Schizo-phrenie erst ausmacht: Das, was wir als *Wahn* oder *Halluzination* kennen. Beides faßte Bleuler als *akzessorische (= zusätzliche) Symptome* zusammen. Er verstand hierunter *Sinnestäuschungen*, die alle Qualitäten (Sehen, Riechen, Hören, Spüren, Schmecken, Fühlen) einnehmen können. Ferner gehören hierzu *Mutismus* sowie *katatone Symptome*, also Störungen im Ablauf der Willkürmoto-rik. Bleuler betonte daß schizophrene Patienten keine Änderungen der Gedächtnis*fähigkeit* haben, wohl aber eine der Gedächnis*inter-pretation*. Auch kommen häufig sog. „Paramnesien" vor, Erinne-rungen, die neben (= para) der wirklichen Vergangenheit liegen.

> Die Unterschiede zwischen den Auffassungen Kraepelins, dem Begründer der modernen Psychiatrie, und Bleulers liegen darin, daß Kraepelin die Schizophrenie oder Dementia preacox aus dem *Verlauf* heraus erkennt, während Bleuler eine *Gruppe ähnlicher Symptome zu einer Krankheit* zusammenfaßt.

Für die Schizophrenie im Sinne Bleulers gilt also, daß das für uns Wichtigste gar nicht die brühmten Stimmen sind, die von irgendwo-her auf den Patienten einwirken, sondern Gefühls- und Gedanken-störungen sowie eine Veränderung in unserem Bezug zur Umwelt. Der Patient *ist* eine zerrissene Persönlichkeit, er *ist* schizophren.

Das stimmt nun aber ganz sicher *nicht* mit dem überein, was wir über die Schizophrenie wissen (oder wissen wollen).

---

[30] Das Buch *Dibs* von J. Axline gibt ein Beispiel für die Heilung eines autistischen Kindes.

Schizophreniediagnostik nach Schneider

Die oben erwähnte Nichtübereinstimmung unserer Kenntnisse/ Vorstellungen von Schizophrenie mit dem bis dahin Beschriebenen liegt an dem Heidelberger Kurt **Schneider** (gest. 1967), der die Schizophreniediagnostik genauso einführte, wie wir sie heute kennen und gewöhnt sind. Auch er ging von den beiden Psychose-formen Zyklothymie und Schizophrenie aus. Er fand, daß die Schizophrenie eigentlich eine sog. Ausschlußdiagnose ist, also sozusagen ein Überbleibsel von dem, was nach Ausschluß aller anderen Krankheiten noch als Möglichkeit übrig bleibt. Darin ist er ja Kraepelin sehr ähnlich. Ihm fiel besonders auf, daß schizophrene Patienten in einer gewissen Krankheitsstufe über Stimmenhören oder ähnliche *Beeinflussungserlebnisse* klagen. Daraus schloß er, daß diese Symptome für die Diagnose besonders wichtig sind. Er nannte sie daher *Symptome 1. Ranges*. Hierzu rechnete er:

- Gedankenlautwerden, Hören von Stimmen in Form von Rede und Gegenrede;
- Hören von Stimmen, die das eigene Tun begleiten, leibliche Beeinflussungserlebnisse, Gedankenentzug und andere Gedan-kenbeeinflussungen;
- Wahnwahrnehmung sowie alles von anderen Gemachte und Beeinflußte auf dem Gebiet des Fühlens, Strebens (der Triebe) und des Wollens.

Dort, wo diese Symptome auftreten, ist fast immer von einer Schizophrenie zu reden. Dennoch kommt es gelegentlich vor, daß keines dieser Symptome nachweisbar ist, aber der „klinische Gesamtzusammenhang", wie Schneider ergänzt, dennoch an eine Schizophrenie denken läßt. Bei der Diagnostik dieser Fälle sind wir dann auf die *Symptome 2. Ranges* angewiesen:

> Zu ihnen gehören die übrigen Sinnestäuschungen, der Wahneinfall, Ratlo-sigkeit, depressive und frohe Verstimmungen, erlebte Gefühlsverarmung und noch manche andere (Schneider 1976, S. 135f).

Wenn wir uns die beiden Grundmodelle noch einmal anschauen (s. Übersicht), so stellen wir fest, daß Bleuler und Schneider im Prinzip genau das gleiche beschreiben, nur mit anderer Gewichtung, fast so, als säßen sie vor einem Spiegel.

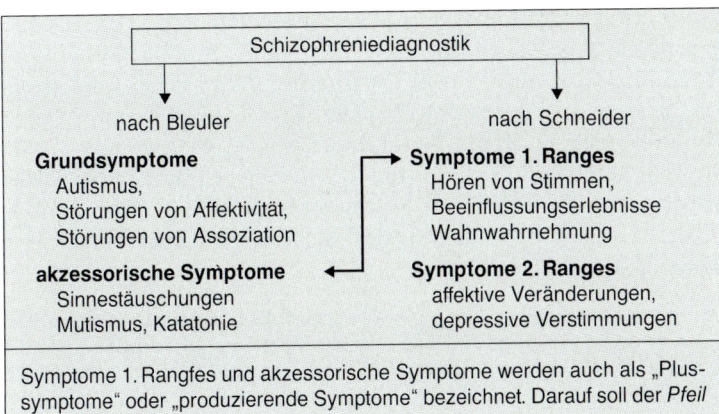

Schizophreniediagnostik

nach Bleuler | nach Schneider

Grundsymptome
Autismus,
Störungen von Affektivität,
Störungen von Assoziation

Symptome 1. Ranges
Hören von Stimmen,
Beeinflussungserlebnisse
Wahnwahrnehmung

akzessorische Symptome
Sinnestäuschungen
Mutismus, Katatonie

Symptome 2. Ranges
affektive Veränderungen,
depressive Verstimmungen

Symptome 1. Rangfes und akzessorische Symptome werden auch als „Plus-symptome" oder „produzierende Symptome" bezeichnet. Darauf soll der *Pfeil* verweisen.

Während Bleuler von Störungen im Bereich des Denkens, Fühlens sowie des Ich als wegweisend für die Diagnose spricht, sieht Schneider diese Störungen als zweitrangig an; er legt vielmehr Wert auf das Erkennen von Sinnestäuschungen und nennt sie daher Symptome 1. Ranges. Diesen Veränderungen gibt Bleuler wiederum nur den Charakter von akzessorischen Symptomen.

Fazit
Eigentlich müßten wir jetzt ja annehmen, daß viele Patienten falsch diagnostiziert wurden: Sie können bei dem einen Untersucher schizophren sein, beim anderen nicht, wenn sich beide auf unterschiedliche Kriterien stützen. In der Tat gibt es einige wenige Fälle, wie es im gesamten Bereich der Medizin ja Grenzfälle gibt. Sehr große Langzeituntersuchungen aus Bonn, Lausanne und Zürich, die mit diesen unterschiedlichen Kriterien gearbeitet haben, legen allerdings den Schluß nahe, daß es große Unterschiede bei der Diagnostik der Schizophrenie *nicht* gibt. Vereinheitlicht soll die Diagnosestellung jetzt dadurch werden, daß insbesondere die Amerikaner viele neue Modelle entworfen haben, die vor Fehlern in der Diagnostik gefeit sein sollen.

Noch etwas ist ausschlaggebend und macht den Beruf des Psychiaters in manchen Fällen suspekt: Eine Anämie kann im Notfall jeder Verkehrspolizist nach einem Unfall anhand von Vergleichswerten, die er vorgedruckt erhält, erkennen. Eine Schizophrenie ist aber durch den Vergleich mit Normalwerten nicht zu erkennen. Ironie bei der Sache ist allerdings, daß nur die erste Form als **wirkliche Medizin** gilt. Der Münchner Psychiater Kurt **Kolle** (gestorben 1971) schreibt sogar in seinem leider nicht wieder neu aufgelegten Lehrbuch von 1956:

> Es ist fast unmöglich, die Gruppe der Schizophrenien in einem Lehrbuch so darzustellen, daß ein Student oder ein Arzt, der selbst keine klinische Erfahrung besitzt, aus einem Buch die Diagnose Schizophrenie lernen kann.

Ganz wichtig zum Erkennen einer jeden seelischen Störung, insbesondere aber der Schizophrenie, ist ein Großteil Erfahrung und ein nie versagendes Interesse an der Persönlichkeit des Menschen und seinen Störungen.

Allgemein stützen wir uns heutzutage auf die Diagnosestellung nach Schneider, obwohl es unter den Psychiatern in Deutschland noch eine ganze Reihe von „Bleulerianern" gibt. Wir nehmen an, die doch etwas objektivere Darstellung von Schneider kommt unserem Bedürfnis nach Nachprüfbarkeit etwas näher: Ein Patient gibt entweder an, Stimmen zu hören oder sie nicht zu hören. Das ist relativ objektiv, zumindest von einem Zweituntersucher in der gleichen Weise nachvollziehbar. Weniger nachprüfbar aber sind Störungen im Bereich der Assoziation oder Affektivität, insbesondere dann, wenn sie nur wenig ausgeprägt sind. Zur Diagnosestellung nach Bleuler gehört in der Tat erheblich mehr Erfahrung und Einfühlungsvermögen. Insgesamt dürfte das Modell Bleulers etwas komplizierter sein. Und was nützt eigentlich eine Diagnostik, die möglicherweise nur von ganz wenigen beherrscht wird? Wir nehmen an, diese Unterscheidung bewirkte den nachhaltigen Einfluß der Ranglehre nach Schneider im deutschsprachigen Raum außerhalb der Schweiz.

Etwas über Verständnis

Eine noch heute andauernde Diskussion dreht sich um die mögliche Verstehbarkeit der Wahnausprägung und des Wahninhalts bei Schizophrenen.

Die eine Linie der Psychiater (Kraepelin, Schneider) meint, der schizophrene Wahn sei für nicht Erkrankte in keiner Weise verstehbar und mache gerade so eine besondere Qualität der Krankheit aus. Der „Bruch in der Lebenslinie" sei für Schizophrene charakteristisch.

Andere Psychiater, besonders Eugen Bleuler und z. B. dessen Sohn Manfred, sehen doch einen gewissen Zusammenhang zwischen bisheriger Lebensentwicklung und Wahnausprägung.

Schauen wir uns etwas Ähnliches im täglichen Leben an. Ein Kind übergibt uns freudestrahlend mit leuchtenden Augen ein eben selbst gemaltes Bild – bunt, viele Striche, vielleicht auch eine einheitliche Fläche oder eine Sonne erkennbar. Wir werden nichts Rechtes darin erkennen, fragen aber dennoch nach einzelnen Bedeutungen, die uns meist bereitwillig, oft auch ausschweifend erklärt werden. Trotzdem werden wir in vielen Fällen die Bedeutungen, die für das Kind im Bild stecken, weder einfühlen noch erahnen können, doch wir können gleichwohl erkennen, ob das Bild etwas Trauriges oder Fröhliches wiederspiegelt.

Haben wir aber die Gelegenheit dazu, einem Kind von Anfang an bis zum Ende beim Malen des Bildes zuzuschauen, so werden wir ein bestimmtes System erkennen: Die Farben werden in einem bestimmten Rhythmus gewechselt, die Art der Zeichnung im Bild geändert: kurz, wir erleben das Entstehen und die Vollendung des Bildes mit und können die Entwicklung und die Bedeutung besser verstehen.

Was wir allerdings auch kaum erkennen können: Weshalb malt nun gerade dieses Kind zu diesem Zeitpunkt ausgerechnet dieses Bild? Eine Erklärung allein durch die Verarbeitung von Eindrücken wird kaum ausreichen, denn warum kann es diese Eindrücke nicht auch anders verarbeiten, z. B. im Spiel oder im Sandkasten?

In einer ähnlichen Situation standen die Begründer der modernen Psychiatrie: Kraepelin und Schneider sollen „typische deutsche Professoren" gewesen sein, distanziert und kühl im Umgang mit ihren Patienten. Sie sahen sozusagen das fertige Bild, also den Patienten in seiner bereits erlebten Krankheit.

Die Familie Bleuler lebte über Jahrzehnte mit ihren Patienten im selben Haus, zumindest aber auf dem Klinikgelände. Eugen und

Manfred Bleuler waren zwar auch Professoren, aber sie waren in
erster Linie Ärzte, weniger Forscher. Eugen Bleuler soll hauptsächlich in seinen wenigen Urlaubstagen wissenschaftlich gearbeitet
haben, indem er mit vollgepacktem Rucksack die Berghütte seiner
Eltern aufsuchte und dort Studien trieb.[31]

Möglich ist es also, daß die Frage nach Verstehbarkeit oder
Nichtverstehbarkeit der Wahnsymptomatik eines Kranken ganz
wesentlich davon beeinflußt wird, in welcher gesellschaftlichen
Position der Fragesteller steht.

Begriffserklärungen

In diesem kurzen Absatz sind Begriffe wie Wahn oder Wahnausprägung gefallen. Es sind für die Schizophrenie zentrale Begriffe,
die einer kurzen Erklärung bedürfen. Wir wollen das ökonomisch
tun und einige wenige Stichwörter erläutern:

> **Defekt**, **schizophrener**. Nicht mehr veränderlicher Wandel der Gesamtper-
> sönlichkeit im Gefolge einer Schizophrenie, besonders im Bereich des
> Gefühlslebens.
>
> **Halluzinationen**. Sinnestäuschung. Die Wahrnehmung eines Gegenstandes
> oder von Gefühlen ohne wirkliches Objekt, wobei unverrückbar fest an die
> Wirklichkeit der Wahrnehmung geglaubt wird. Es gibt akustische (Hör-),
> optische (Sehens-), olfaktorische (Geruchs-) und haptische (Empfindungs-)
> Halluzinationen.
>
> **Illusion**. Nicht richtig eingeordnete Sinneswahrnehmung: einem wirklich
> vorhandenen Gegenstand (z. B. Kamm) wird eine andere, auch gefühlsmäßige
> Bedeutung beigelegt (z. B. hier: bedrohender Dolch). Im Gegensatz zur
> Halluzination gibt es bei der Illusion (oder illusionärer Verkennung) einen
> wirklichen Sinnesreiz.

---

[31] Welch fanatischer Arbeiter Bleuler gewesen sein soll, geht aus einer
Anekdote um ihn hervor: Einer seiner Assistenten habe geheiratet, aber für
die Flitterwochen keinen Urlaub nehmen können. Wegen des 12- bis 14-
Stunden-Tages des Arztes spazierte das junge Ehepaar deswegen in der
knappen Mittagspause Arm in Arm durch das Klinikgelände. Bleuler soll das
durch sein Fenster gesehen und ganz erstaunt gefragt haben: „Wer von den
beiden ist eigentlich krank – sie oder er?"

Illusionen kommen auch häufig im Gefühlsleben vor,[32] indem z. B. der freundliche Gruß einer Kollegin als Liebesbeweis gedeutet wird.

Paranoia. Früher allgemein als Geistesstörung gebrauchter Begriff, seit Kolle aber vorbehalten für einen Teilaspekt der Schizophrenie, bezeichnet Paranoia heute einen Eifersuchts- oder Verfolgungswahn.

Residuum, charakteristisches. Strukturverformung der Persönlichkeit mit teilweise noch Jahre bestehenden Symptomen 1. und 2. Ranges nach Schneider.

Wahn. „Objektiv falsche, aus krankhafter Ursache entstehende Überzeugung, die ohne entsprechende Anregung von außen entsteht und trotz vernünftiger Gegengründe aufrecht erhalten wird. Eine allgemein akzeptierte Definition gibt es nicht." Dies ist der Beginn des Stichwortes „Wahn" in Peters' Wörterbuch. Wahn kommt insbesondere bei der Schizophrenie vor, ist allerdings auch Bestandteil fast aller psychischer Erkrankungen. Oft wird ein Wahnsystem herausgearbeitet, ein in allen Einzelteilen in sich logisch stimmiger Wahn. Zum Wahn gehört die unerschütterliche Gewißheit von der Richtigkeit der Überzeugung.[33]

Unterformen der Schizophrenie

Allgemein werden 4 Untertypen der Schizophrenie unterteilt, die wir einmal in ihren alten, z. T. noch aus dem vorigen Jahrhundert stammenden Bezeichnungen darstellen wollen:

- Katatonie,
- Hebephrenie,
- Paranoia,
- Schizophrenia simplex.

Die Bedeutung dieser Untergruppen liegt eigentlich in ihrer Vielgestalt. Zutiefst unterschiedliche Bilder dieser eigentümlichen Erkrankung Schizophrenie oder eigentlich *Gruppe der Schizophrenien* fassen wir auf diese Weise zusammen, ohne daß auf den ersten Blick ersichtlich wäre, weshalb der bewegungslos und unansprechbar in

---

[32] Vgl. hierzu das interessante Lied „Illusionen", von Udo **Jürgens**.

[33] Daher auch der Ausdruck „wahnsinnig": Die Sinne erscheinen hier vom Wahn verändert.

der Ecke verharrende Mann, der ganz offensichtlich *keinen* Kontakt zur Außenwelt unterhält (oder unterhalten *will*?), derselben Krankheitsgruppe zugeordnet werden muß wie die Patientin, die aus Furcht und Angst vor unheimlichen Stimmen aufgeregt umherläuft. Betrachten wir die einzelnen Gruppen jedoch genauer, so werden wir doch einen inneren Zusammenhang finden.

Katatonie. Die katatone Form der Schizophrenie wird heute nach allgemeiner Auffassung kaum noch gesehen und ist grundsätzlich wohl die am besten behandelbare. Die Patienten sind in erster Linie für den Betrachter durch eine *psychomotorische Hemmung*, durch eine Starrheit aller Muskelgruppen auffällig. Sie verharren teilweise stundenlang in den z. T. groteskesten Haltungen, ohne daß sie merkwürdigerweise über Gelenk- oder Muskelschmerzen klagen. Vor Beginn der Neuroleptikabehandlung konnte der *katatone Stupor*, eine Tage andauernde katatone Phase, bis zum Tode führen. Man nannte diese Form auch die *perniziöse Katatonie*, wörtlich übersetzt das „vernichtende Spannungsirresein".

Hebephrenie. Unter Hebephrenie werden die meisten derjenigen Schizophrenien eingeteilt, die ihren Beginn in der Jugend, meist in der Pubertät, haben und einen eigenen Verlauf zeigen. Auffällig sind an diesem Schizophreniebild 2 Dinge:
- Einen richtigen Krankheitsbeginn kann man kaum ausmachen, meist verläuft er schleichend. Im nachherein kann man den Beginn wohl festlegen, während des Entstehens der Krankheit ist dies aber kaum möglich.
- Der Verlauf ist sehr langwierig; die Krankheit hat alles in allem eine schlechte bis sehr schlechte Prognose.

Beispiel:
Der bisherige Klassenbeste, ein geselliger, kameradschaftlicher und schulisch sowie außerschulisch sehr ehrgeiziger, beliebter Klassenkamerad, ließ auf einmal 2 Jahre vor dem Abitur mit seinen Leistungen nach, gab manirierte, verschrobene[34] Antworten, vermied zunehmend den Kontakt zu seinen Schul-

---

[34] In anderen Lehrbüchern steht hier immer „läppisch", was die Sache auch sehr genau beschreibt.

freunden, Geschwistern, zuletzt auch zu seinen Eltern, bis er sich in seinem Zimmer ganz von allen abkapselte und nur noch zum Essen, das er allein in der Küche stehend einnahm, verließ. Eine typische Wahnsymptomatik mit Beeinflussungserlebnissen trat nicht auf, jedoch ein Verhalten, das auf seine Angehörigen wie „läppisch", spöttelnd wirkte. Mit 19 Jahren (3 Jahre nach Nachlassen der Schulleistungen) wurde der Patient das erste Mal (!) psychiatrisch untersucht, niemand hatte eine frühere Untersuchung für notwenig gehalten.[35] Seitdem ist er zusammengefaßt insgesamt 6 Jahre in psychiatrisch-stationärer Behandlung gewesen. Jetzt arbeitet der 30jährige als Aktensortierer in der Behörde einer norddeutschen Landeshauptstadt, wo er den für einen Schwerbehinderten vorbehaltenen Arbeitsplatz einnimmt. Er wohnt in einer beschützten Wohngruppe.

An diesem fast idealtypischen Beispiel (auch bezüglich des Zeitpunkts der ersten psychiatrischen Untersuchung) können wir sehen, daß eine Hebephrenie einen schleichenden Beginn hat, der zudem oft noch mißdeutet wird, weil er in eine ohnehin verletzliche Phase fällt („Pubertätsprobleme", „Liebeskummer", „Konzentrationsschwächen", und was es noch für andere Gründe gibt, sich mit dem Problem **nicht** ernster beschäftigen zu müssen). Zudem heilt eine Hebephrenie kaum vollständig aus, sie hat eine sehr schlechte Prognose. Wir können grundsätzlich sogar sagen, *je schleichender der Beginn, desto schlechter die Prognose.*

Paranoia. Die paranoide oder paranoid-halluzinatorische Form der Schizophrenie ist wohl die uns geläufigste Form. Zur Bedeutung dieser beiden neuen Wörter möchten wir auf die Übersicht mit den Definitionen (s. oben) verweisen.

Bei halluzinierenden Patienten kommt es zu einer Wahrnehmung, für die es in der Wirklichkeit[36] keinerlei Gegenstand gibt. Eine halluzinierte Stimme hört außer dem Patienten niemand, auch kein anderer Kranker. Die stimmenhörenden Patienten, diejenigen,

---

[35] Das ist ganz fatal: Aus Angst davor, der Sohn könne als „verrückt" gebrandmarkt werden, ließ man ihn verrückt werden.

[36] Carlos Castaneda würde fragen: Welche Wirklichkeit? Was ist wirklich? Wer sich genauer damit sowie mit den Wirkungen der Drogen auf das Auffassungsvermögen befassen möchte, der kann sicherlich aus Castanedas Büchern über die Lehren von „Don Juan" eines finden, das er bequem ins Reise- oder Wochenendgepäck mitnehmen kann. (Die Bücher des „Don Juan" von Carlos Castaneda sind erschienen bei Fischer Taschenbuch).

die von Truggeräuschen verfolgt sind, sind die eigentlichen Schizophrenen im allgemeinen Sprachgebrauch. Bei dieser Schizophrenieform steht oft im Vordergrund die *Wahnbildung*, allermeist – zumindest im Anfang – im Zusammenhang mit Halluzinationen oder illusionären Verkennungen. Aus dem Wahneinfall kann sich später ein ganzes System entwickeln, auch dann, wenn die Halluzinationen nachgelassen oder ganz aufgehört haben. Diese Form ist heutzutage therapeutisch am besten beeinflußbar.

Ein plötzlicher, „akuter" Ausbruch ist fast immer ein Hinweis auf eine gute Prognose. Hier tritt sozusagen das Spiegelbild der Hebephrenie auf: *Je schneller die Krankheit da und erkennbar ist, desto schneller ist sie meist auch verschwunden.*

Schizophrenia simplex. Das ist also die einfache Schizophrenie. Der Ausdruck will nichts weiter besagen, als daß es hier hauptsächlich um die Grundstörungen geht, die der Patient beklagt, und nicht so sehr um deutlichere oder akute Störungen. Unser Problem hierbei ist neben der Diagnostik, die verständlicherweise sehr häufig große Probleme aufwirft, die Rehabilitation und Integration in die Gesellschaft.

Zönästhetische Schizophrenie. Diese Form zählt nicht zu den 4 klassischen Untergruppen; sie hat sich seit knapp 30 Jahren einen Namen gemacht. Der schwer verständliche, aus dem Griechischen stammende Name wurde von dem kürzlich in den Ruhestand getretenen Bonner Psychiater Gerd **Huber** geprägt. Die Zönästhesie umfaßt Körpermißempfindungen, die vom Patienten z. T. sehr dramatisch geschildert werden, aber keine objektive Ursache haben. Die Zönästhesie unterscheidet sich von der *Hypochondrie* dadurch, daß bei letzterer eine *vorhandene,* zumeist nur sehr geringe Störung aufgebauscht und übertrieben dargestellt wird.

Beispiel:

Eine uns vorgestellte Patientin berichtet darüber, daß ihr seit Jahren der linke Kiefer Stück für Stück nach oben und seitwärts gezogen werde, so daß ihr Gesicht mittlerweile wie eine Fratze aussehe. Sie legt Fotografien vor, die eine Veränderung beweisen sollen, objektiv aber keinen Wandel erkennen lassen. Sie empfinde insgesamt wohl keinen Schmerz, bei jedem neuen „Zug" allerdings Kribbelempfindungen.

Die Zönästhesie ist keine der „klassischen" Schizophrenieunterformen und wird auch nicht von allen Schulen vorbehaltlos anerkannt.

Fazit

Diese 4 (oder 5) Untergruppen sind nicht als starre Leitschiene zu betrachten, sondern in erster Linie als Anhaltspunkte für die Diagnostik. Es gibt natürlich sehr viele Mischformen, aber auch eine im Verlauf der Krankheit auftretende Umstellung der einen auf die andere Form. So findet man häufig paranoid-halluzinatorische Erkrankungen, die sich später zur Katatonie entwickeln. Auch Hebephrenien mit halluzinatorischem Einschlag werden gefunden. Kurz: Es gibt nicht *die* Schizophrenie, es gibt eine Gruppe von miteinander in einem Zusammenhang stehenden geistig-seelischen Erkrankungen, die wir deshalb *Gruppe der Schizophrenien* nennen.

In neueren Lehrbüchern werden schizophrene Erkrankungen auch nicht mehr benannt, sondern nur beschrieben. Man spricht dann von einer Erkrankung aus dem *schizophrenen Formenkreis.*

Wir, die Autoren, halten es aber für persönlich einfacher, wenn wir einer Gruppe von Freunden nicht über eine schwarzhaarige, schlanke junge Frau, die ein Cabriolet fährt, und einen großgewachsenen, sommersprossigen, zumeist Cordhosen tragenden Mann mit Nickelbrille berichten, sondern kurz von Ruth und Willi erzählen. Wer sie noch nicht kennt, der kann ja nachfragen, um mehr von der Persönlichkeit außer Äußerlichkeiten zu erfahren.

Verlauf

Genauso wie es nicht *die* Schizophrenie gibt, gibt es natürlich auch nicht *den* Verlauf. Zu Anfang der modernen Psychiatrie wurde der ungünstige Verlauf der Schizophrenie („Dementia praecox") hervorgehoben, allein der alte Name deutet ja darauf hin. Heute sehen wir das etwas anders, wir wissen, daß es eine Heilung im Sinne eines weitgehenden Fehlens von Symptomen gibt.

Die ersten langfristigen Untersuchungen, die bereits 1932 im deutschsprachigen Raum abgeschlossen wurden, sahen 3 Verlaufstypen:

- Etwa ein Drittel aller Erkrankungen heilte nach wenigen Jahren folgenlos und auf Dauer aus.

- Ein weiteres Drittel zeigte einen Rückgang der Symptome, die Krankheit erholte sich oder es kam zu einem Restzustand (Residuum).
- Das letzte Drittel führte demgegenüber unaufhaltsam zu einer Verschlechterung. Dies ist die eigentliche chronische Schizophrenie.

Diese Statistik ist deswegen so wichtig, weil sie zu einem Zeitpunkt erhoben wurde, zu dem es die Neuroleptika, die heute das wichtigste Hilfsmittel darstellt, noch nicht gab. Aber auch aufgrund dieser Untersuchungen ergab sich die in der Übersicht dargestellte prognostische Regel.

Prognostische Regel (nach C. **Haring** 1989)

Günstige Zeichen
- höheres Alter bei Erkrankungsbeginn;
- stabile Persönlichkeit vor der Erkrankung;
- intensive Störung;
- intensive affektive Reaktion auf die Störung;
- schnelle Rückbildung;
- Aufbau einer versachlichenden Einstellung nach der Rückbildung.

Ungünstige Zeichen
- Ersterkrankung im jugendlichen Alter;
- instabile Persönlichkeit vor der Erkrankung;
- schleichender Beginn;
- fehlende oder schwache affektive Reaktion;
- verzögerte Rückbildung;
- wiederholte Schübe;
- Entwicklung eines Residuums.

Heute werden sehr viel aufwendigere Untersuchungen über den Verlauf einer Schizophrenie durchgeführt. Drei über Jahrzehnte gehende Verlaufsbeobachtungen in Zürich (M. Bleuler und Mitarbeiter), Bonn (G. Huber und Mitarbeiter) sowei Lausanne (L. Ciompi und C. Müller) zeigten in etwa der Hälfte der Erkrankungen einen günstigen Verlauf. Das ist deswegen so bemerkenswert, weil die Studien absolut unabhängig voneinander durchgeführt wurden. Außerdem wurde der Verlauf auf mehrere Jahrzehnte ausgedehnt; so betrug er z. B. in Lausanne *im Mittel* (!) 36 Jahre (!). Hingewiesen werden sollte auch darauf, daß diese Untersuchungen gleich nach Kriegsende aufgenommen wurden, also zu einer Zeit, als Neuroleptika noch nicht zur Verfügung standen. Wenn wir uns dann die Ergebnisse von 1932 noch einmal anschauen, so finden wir doch gewisse Gemeinsamkeiten.

Statistisch gesehen müssen wir davon ausgehen, daß Neuroleptika die Schizophrenie *nicht* heilen, sondern „nur" die Beschwerden deutlich lindern, also erheblich erträglicher gestalten und damit zu einer (Wieder)eingliederung in das alltägliche Leben beitragen.

> Einen Einfluß auf die Prognose haben die Neuroleptika mit Sicherheit nicht.
> **Aber!** Die Verlaufsbeobachtungen lehren uns: eine „vorzeitige Verblödung" (Dementia praecox) ist keinesfalls der Endzustand der Schizophrenie; sie kann im Gegenteil mit größerer Wahrscheinlichkeit – als zuvor angenommen – vollkommen verschwinden.

Ursache

„Jeder Wahnsinnige hat seine eigene Welt." Dieser Ausspruch von Eugen Bleuler mag auch für die Forscher gelten: Fast jeder Schizophrenieforscher sieht eine andere Ursache als bewiesen an – so höflich dies auch in seinen Beiträgen umschrieben sein mag.

Die Erklärungsversuche reichen von sozialen Gelegenheiten [*„Labeling"-Theorie*: einem gesellschaftlichen Außenseiter wird das Etikett (= „label") Schizophrenie aufgesetzt, er wird damit gebrandmarkt], über innerfamiliäre Ursachenerklärungen (*„double-bind"*: hier wird eine „Bindungsfalle" als mögliche Ursache angenommen, das Familienmitglied weiß sich im Wechsel zwischen Ablehnung und Zuneigung nicht mehr zurecht und antwortet mit der Ausbildung einer Schizophrenie[37] bis hin zu rein biologischen

---

[37] Paul **Watzlawik** zeigt hierfür gern ein sehr deutliches Beispiel: Eine Mutter aus „besseren Kreisen" besucht ihren in einer psychiatrischen Klinik behandelten Sohn, der sie freudestrahlend mit einer Umarmung begrüßt. Die Mutter zuckt deutlich sichtbar zurück und hält ihn mit dem Arm ein wenig ab. Der Sohn ist enttäuscht und bleibt mit traurigem, hilflosem Gesicht stehen. Darauf meint die Mutter unter den Augen des Personals zu ihrem Sohn: „Aber weshalb schämst du dich denn deiner Gefühle? Das mußt du gar nicht!"

Annahmen (Ursache für die Schizophrenie sei eine Neurotransmitterfehlsteuerung im Gehirn).

Der englische Psychiater Thomas **Szasz** hält die Schizophrenie gar für einen „Mythos", also etwas, was es gar nicht wirklich gibt, das nur aus Erzählungen heraus bekannt und überliefert ist. Nach seiner Empfindung gibt es diese Erkrankung gar nicht, sie sei lediglich eine Erfindung zur Disziplinierung von Störenfrieden.

Ganz verleugnen darf man diese Überlegungen nicht: Schauen wir in die Geschichte zurück, so gab es früher andere Mittel, Störenfriede zu bekämpfen: Die Kirche hatte ihre Inquisition, ihre Ketzergerichte, sie hatte ihre Ketzerkreuzzüge, ihre Hexenverbrennungen. Jeder, der sich nicht nahtlos einpaßte, mußte damit rechnen, ermordet zu werden – ganz legal übrigens, denn es gab ja spezielle Gesetze dafür. Auch heute noch werden vielen Andersdenkenden Bezeichnungen aufgesetzt, die sie dadurch zu psychiatrisch Kranken machen. So ist z. B. der „Querulantenwahn" nur aus der ehemaligen UdSSR bekannt, er bezog sich auf Bürger, die sich nicht vorbehaltlos zum System bekannten oder sogar aktiv Veränderungen anstrebten.

Prinzipiell setzt bei diesen von Szasz vorgetragenen Bedenken auch die sog. „Antipsychiatrie" an (insbesondere die italienische Strömung unter **Basaglia**, **Pirella** u. a.), eine Richtung innerhalb der Psychiatrie, die sich grundsätzlich einer sozialen Verantwortung der Gesellschaft ihren Kranken gegenüber verpflichtet fühlt und Zwangsmaßnahmen ablehnt.[38]

Wir dürfen annehmen, daß – gerade weil es so viele Erklärungs*versuche* gibt – noch niemand die richtige Antwort gefunden hat. Eines ist aber klar: Es gibt nicht *die* Ursache der Schizophrenie, sondern ein *Bedingungsgefüge*, das wir mittlerweile doch schon recht gut beschreiben können:

Wir sprechen von einer „multifaktoriellen" Verursachung dieser Erkrankung.

Anhand von Zwillingsuntersuchungen und Adoptivstudien hat man nachgewiesen, daß es eine genetisch (erblich) bedingte Veran-

---

[38] So ist das Motto dieser Bewegung: „La libertà é sanitá" („Freiheit heilt!"). Geschlossene Abteilungen wurden vor einigen Jahren in Italien abgeschafft, übrigens mit einem sehr zwiespältigen Ergebnis: Viele Langzeitkranke waren mittlerweile nicht mehr in der Lage, ihre Angelegenheiten eigenverantwortlich zu regeln.

lagung gibt. Ob der Schizophrene auch eine gesteigerte Erregbarkeit von dopaminergen Neurone zugrunde liegt, ist unklar, aber es wurden in der Biochemie mittlerweile einige genetische Marker isoliert, die Aufmerksamkeit und Informationsverarbeitung stören und Hinweise sein können für strukturelle Störungen.

Entwicklungspsychologie und Verhaltensforschung zeigen ebenfalls interessante Ergebnisse. Es liegt eine „Überstiegsunfähigkeit" vor, d. h. die Möglichkeiten, zwischen der eigenen Person und der Außenwelt zu wechseln und jederzeit die Abgrenzungen zu erkennen, sind vermindert. Ob der Gesprächsstil in der Familie klare Informationen gibt oder verwirrt, ist ebenfalls von Bedeutung. Es kommt zu unterschiedlichen, gegenläufigen Informationen, und der Schizophrene kommt in eine Zwickmühle (Double-bind-Theorie). Erwähnenswert sind in diesem Zusammenhang auch die Ergebnisse der „Life-event-Forschung" und der „expressed emotion"; sie können hier aber nicht näher dargestellt werden, da das zu weit führen würde.

Eine gute Zusammenfassung der Ergebnisse finden wir bei **Tölle** (1989):

> „Es besteht eine Krankheitsbereitschaft, die in einem chromosomalen oder enzymatischen Defekt oder aber in einer Veranlagung zu einer Persönlichkeitsfehlentwicklung vermutet werden kann. Zu einer Krankheitsbereitschaft tragen neben genetischen Faktoren möglicherweise auch früh erworbene hirnorganische Störungen und psychosoziale Einflüsse während der Kindheit bei. Diese Faktoren interferieren in einer noch nicht bekannten Weise miteinander. Sie bewirken eine Vulnerabilität im Sinne eines labilen Gleichgewichts, das leicht durch äußere Einflüsse, sowohl körperlicher als auch seelischer Art, gestört oder aufgehoben werden kann. Infolgedessen entstehen auf seiten des Patienten Abwehrhaltungen, die wie Verpanzerungen und Isolierungen wirken und in schizophrenen Symptomen wie Autismus, Ich-Störungen und Einengungen Ausdruck finden."

Das „Vulnerabilitätsmodell", also die Vorstellung einer bestimmten Verletzlichkeit mit der Folge einer schizophrenen Erkrankung,

müssen wir uns dabei vorstellen wie eine erhöhte Krampfbereitschaft des Gehirns, die unter bestimmten Bedingungen zu einem
epileptischen Anfall führen kann, *aber nicht muß*.

Behandlung

Die wichtigste Behandlungsform der Schizophrenie stellen heute
die Neuroleptika dar. Damit werden wir uns im nächsten Abschnitt
noch beschäftigen.

Schockbehandlung

In der Zeit, als es noch keine Neuroleptika gab, wurden vielfältige,
uns heute geradezu grotesk, brutal oder sadistisch erscheinende
Behandlungsversuche gemacht. Patienten wurden z. B. über einen
Holzsteg geschickt, auf denen sich plötzlich eine Falltür ins eisige
Wasser öffnete; es wurden Drehkreiselkonstruktionen ersonnen, in
denen Patienten bis zur Besinnungslosigkeit gedreht wurden. Viele
Beispiele ließen sich hierzu noch aufführen, alle aber deuten darauf
hin, daß die ehemaligen Behandler der Meinung waren, dem
Patienten müsse ein großer Schrecken versetzt werden, durch den er
erneut „verrückt" werde, nun aber in die richtige Richtung „zurück-
verrückt".

Luc Ciompi berichtet vom Schweizer Psychiater Jacob **Klaesi**, der besondere
Formen der Schockbehandlung in ganz aussichtslosen Fällen anwandte – und
sehr viel Erfolg damit hatte. Beispielsweise heilte er eine chronisch-schizophre-
ne Patientin ohne jede Tendenz zur Besserung dadurch, daß er sie während
einer Bootsfahrt einfach in den Thuner See warf. Einen anderen, ebenfalls
langjährigen Patienten aus den „oberen Zehntausend" führte er im Frack in
eines der vornehmsten Restaurants Londons: der Patient war ebenfalls geheilt –
schlagartig – wie es sogar heißt.

Die Idee der *Schockbehandlung* findet sich ja auch noch in der Idee
der Insulinschockbehandlung (heute nicht mehr angewandt) oder
der Elektroschockbehandlung (heute als Elektrokrampftherapie
noch bei schwersten, chronischen Zuständen verwendet).

Insbesondere katatone Formen sprachen auf die älteren
Schockbehandlungsformen recht gut an; es hat aber auch durch
Verletzungen gräßlichste Verstümmelungen und unsagbares Leid

für andere gegeben. Heutzutage erscheint es uns etwas seltsam, daß Ärzte, die doch eigentlich für das *Wohl* ihrer Patienten dasein sollten, solche brutalen Konstruktionen entwerfen konnten, wie wir sie manchmal noch in Bildern sehen. Andererseits müssen wir aber zugestehen, daß diese teilweise absurden Konstruktionen und Schockbehandlungen nur die Hilflosigkeit ausdrücken, vor der uns heute die Neuroleptika schützen.

Grundgedanke der Schockbehandlung war die Vorstellung, daß irgendein Ereignis die Gedanken des Patienten blockiert haben mußte, die nun durch einen Schock wieder gelöst werden sollten.

Wirksame biologische Behandlungsmethoden gab es schon vor der Ära der Neuroleptika. Alle diese wirkten indirekt und ungezielt auf das zentrale Nervensystem über Fieber, Krämpfe, Koma oder sogar irreversible (= nicht wieder behebbare) Hirnschädigungen. Anzuführen sind hier die Malariatherapie der progressiven Paralyse, die Ende des 1. Weltkrieges eingeführt wurde, seit 1933 die Insulinkomatherapie, seit 1935 die Cardiazol-Krampftherapie, 1936 die Lobotomie (Gehirnschnittoperation) und seit 1936 die Elektroschocktherapie.

Letztere, jetzt Elektrokrampfbehandlung genannt und viel schonender in Narkose durchführbar, ist bis heute aktuell, wird sogar wieder vermehrt angewandt. Wenn wir diese Methode kritisch diskutieren, dann müssen wir auch wissen, daß bei richtiger Durchführung keine irreversiblen Hirnschädigungen mehr auftreten; allerdings kommt es häufig zu „kognitiven" Störungen, die sich jedoch nach einiger Zeit wieder gänzlich zurückbilden.

Absolute Ruhe

Eine andere Behandlungsfom war das genaue Gegenteil: Nämlich keine Schockgabe, sondern absolute Ruhe – auch gezwungenermaßen, also gefesselt und geknebelt, jeglicher Freiheit beraubt, oft in dunkelsten Löchern an die Wände geschmiedet. Insgesamt gesehen war das die wohl unmenschlichste Behandlung. Die moderne Psychiatrie betrachtet deshalb auch als ihre Geburtsstunde das Jahr 1793, als Philippe **Pinel**, inspiriert durch die Grundgedanken der französischen Revolution („Freiheit – Gleichheit – Brüderlichkeit"), die Geisteskranken der Heilanstalt Bicêtre aus ihren Ketten und Löchern befreite.

Moderne Therapieformen

Die moderne Therapie ist heute sehr vielfältig. Medikamentöse Behandlungen werden ergänzt durch Psycho- und Soziotherapie, durch Eingliederungshilfen, Rehabilitationen und Umschulungen. Der Gedanke der Psychotherapie als Hauptbehandlungsform der Schizophrenie wird vornehmlich von der Schule verbreitet, die von einer sozialen oder psychischen Ursache der Schizophrenie ausgeht. Der Gedanke ist in sich schlüssig und logisch: psychische Störungen durch Psychotherapie zu behandeln, wie es ja auch bei den Neurosen geschieht.

Es gibt viele Berichte über gute und bleibende Heilungserfolge, so z. B. im Erlebnisroman *Ich hab' dir nie einen Rosengarten versprochen* von Hannah **Green** (der übrigens – ganz wichtig zu bemerken – *vor* der Neuroleptika-Ära spielt) oder im Bericht „*Wer ist aus Holz?*" des niederländischen Psychiaters Jan **Foudraine**.

Es gibt allerdings auch viele negative Berichte, z. B. von der (ebenfalls niederländischen) Mutter eines schizophrenen Jungen, Sera **Anstadt**: *„Alle meine Freunde sind verrückt – Aus dem Leben eines schizophrenen Jungen. Bericht einer Mutter"*.

Psychotherapie ist grundsätzlich sicherlich die menschlichste und humanste Therapieform, weil sie eine starke menschliche Zuwendung, Echtheit und Wärme erfordert.

Warum stehen ihr dann aber noch so viele Psychiater ablehnend gegenüber, wenn sie die *einzige* Therapie bleiben soll?

Dafür gibt es mehrere Gründe:
- Die Psychotherapie ist nach Auffassung und Erfahrung der überwiegenden Mehrheit der Nervenärzte einmal nur bei einer sehr kleinen Gruppe von Patienten überhaupt anwendbar (wie z. B. soll der Kontakt zu einem Katatonen erfolgen?).
- Zum anderen wirkt sie nur sehr langfristig, d. h. im akuten Schub überhaupt nicht. Ein heftig halluzinierender Patient, vielleicht noch dazu mit angsterregenden Halluzinationen, wird von der Ansprache gar nicht erreicht (wir kennen Ähnliches ja aus dem Fieber- oder Entzugsdelirium), so daß wir letztlich den Patienten in seiner Angst und seiner Not, in seiner Hilflosigkeit mit den Halluzinationen allein lassen würden. In vielen Kliniken wird hervorgehoben, wie positiv Patienten auch im akuten

Schub auf Nähe und Anwesenheit einer Bezugsperson reagieren. Schließt das aber aus, daß das eine (medikamentöse Hilfe) mit dem anderen (persönliche Zuwendung) verbunden werden kann?

Die meisten Psychiater lehnen eine *alleinige* Psychotherapie *der* Schizophrenie ab, befürworten aber heftig eine Psychotherapie *bei der* Schizophrenie. Wir möchten klarstellen, daß wir uns dieser Meinung voll anschließen.

Gefühle können oftmals Oberhand über den Verstand gewinnen:

- Wenn wir *blind sind vor Liebe*, übersehen wir oft die Folgen eines zu kritiklosen Verhaltens.
- Wenn wir *krank vor Eifersucht sind*, spielen uns häufig unsere Gefühle böse Streiche: Wir ordnen dann unwesentlichste Ereignisse unserem Motiv Eifersucht zu, ohne Rücksicht auf den wirklichen Gehalt.

Es gibt noch eine ganze Menge ähnlicher Beispiele, die uns darlegen, wie wichtig das Gefühlsleben für körperliche Leistungen ist: Wenn wir uns aufregen, steigt womöglich der Blutdruck („Ich war heute auf 180!"); Ärger schlägt uns auf den Magen; Verliebtheit ist das allerstärkste Aphrodisiakum[39] usw.

Wir alle wissen aus eigener Erfahrung um diese Zusammenhänge. Deshalb ist auch eine Erkrankung wie die Depression so gut einfühlbar: Wir können uns gut in sie hineinversetzen, die Reaktionen sind nachvollziehbar. Ganz anders hingegen die Schizophrenie: Sie ist eine uns so fremde Erkrankung, daß sie uns angst macht, zumindest aber unheimlich wirkt. *Aber gerade deshalb brauchen die Betroffenen unsere Hilfe und Solidarität.*

---

[39] Unseren Geschlechtstrieb anregendes und anhaltendes Mittel.

Medikamentöse Therapie

Die Besprechung der Gabe von Neuroleptika wird sich nicht auf die
Behandlung der Gruppe der Schizophrenien beschränken können.
Neuroleptika sind heute eine Stoffklasse gworden, die in vielen und
vielfältigen Bereichen einsetzbar ist: Anästhesie, Geriatrie, innere
Medizin, Neurologie, Pädiatrie usw.

Behandlung der Schizophrenien

Wir wollen damit beginnen, die medikamentöse Behandlung der
Schizophrenien in Kurzform darzustellen. Bei der Besprechung der
pharmakologischen Wirkung der Neuroleptika haben wir drei
Wirkbereiche herausgestellt.
- psychomotorische Verlangsamung,
- emotionale Ausgeglichenheit,
- affektive Indifferenz.

Weiterhin haben wir festgestellt, daß es bis zum Erreichen der
antipsychotischen Wirkung eine individuell festzulegende „neuroleptische Schwelle" gibt, die wiederum zu großen Dosisunterschie-
den innerhalb der Gruppe der Neuroleptika führt. Wir unterscheiden deshalb folgende Gruppen:
- niederpotente Neuroleptika,
- mittelpotente Neuroleptika,
- stark potente Neuroleptika,
- sehr stark potente Neuroleptika.

Diese Unterscheidung ist insbesondere hinsichtlich der Nebenwirkungen sehr wichtig.
    Wir kennen 4 unterschiedliche Situationen, in denen Neurolep-
tika therapeutisch eingesetzt werden:
- psychomotorische Erregung,
- akute psychotische Zustandsbilder,
- chronische Schizophrenie,
- zur Dauerbehandlung und Rezidivprophylaxe.

Behandlungsvorschläge

Im einzelnen wollen wir uns über folgende Behandlungs*vorschläge* unterhalten.

Psychomotorische Erregung

Dieser Zustand muß nicht ausschließlich im Rahmen einer schizophrenen Erkrankung auftreten, wir kennen ihn auch bei *exogenen* Psychosen (akute Alkoholintoxikation, Delirien aller Ursachen), bei Schädel-Hirn-Verletzungen, bei vielfältigen Erkrankungen aus dem Bereich der inneren Medizin und der Geriatrie. Behandlungsziel ist es, eine möglichst *kreislaufneutrale* Dämpfung und Sedierung zu erreichen. Als Mittel der Wahl gelten hier die *initial dämpfenden niederpotenten Neuroleptika*, wie z. B. Promazin (*Protoctyl*), Perazin (*Taxilan*), Chlorprothixen (*Taractan, Truxal*), Triflupromazin (*Psyquil*) oder Levomepromazin (*Neurocil*). Einleitend können höhere Dosen bis zum Erreichen der Wirkung gegeben werden, z. B. 50 mg Chlorprothixen. Diese Mengen können innerhalb von 30 min 2- bis 3mal wiederholt werden, wobei innerhalb von 24 h nicht mehr als 200–300 mg Chlorprothixen gegeben werden sollten. Im psychiatrischen Notfall kann prinzipiell wegen der nicht veränderten Kreislaufverhältnisse (im Gegensatz z. B. zu einem Verkehrsunfall mit Schocksymptomatik bei starken Blutungen) das Medikament auch *intramuskulär* gegeben werden.

Aufpassen sollte man im Stationsalltag, wenn *Truxal* und *Taractan* (beides ja Chlorprothixen) gegeneinander ausgetauscht werden: *Taractan* enthält 30 mg in 2 ml, Truxal jedoch 50 mg in 1 ml Injektionslösung.

Akute psychotische Zustandsbilder

Akute psychotische Zustandsbilder können, müssen aber nicht mit psychomotorischer Erregung einhergehen. Denken wir an das Bild eines katatonen Stupors, an paranoid-halluzinatorische Syndrome, so können diese Zustände auch mit vollständiger *Reglosikeit* einhergehen. Das führte dazu, der Überlegung nach diese Zustände mit antriebssteigernden Medikamenten zu behandeln. Hiervor muß nach allen mittlerweile vorliegenden Erfahrungen *dringendst abgeraten* werden: Es kann unter dieser Behandlung zu plötzlich einsetzenden, lebensbedrohlichen Erregungszuständen kommen.

Mittel der Wahl bei akuten psychotischen Erkrankungen sind ***hochpotente Neuroleptika*** wie z. B. das Haloperidol (*Haldol*). Wir können hierbei 5-10 mg (= 1–2 Amp.) intravenös oder intramuskulär geben, wenn eine orale Gabe nicht mögich ist[40] Dies kann nach einiger Zeit bis zu einer anfänglichen Tageshöchstmenge von 50–100 mg wiederholt werden. Da Haloperidol ***nicht*** sediert, kann es auch zusammen mit Chlorprothixen oder Levomepromazin gegeben werden, um eine Dämpfung oder Sedierung zu erreichen (Mischspritze).

Auch die ***Hebephrenien*** (s. oben) können ***akut exazerbieren*** (= ausbrechen). Mittel der Wahl sind ebenfalls hochpotente Neuroleptika wie Haloperidol oder Fluphenazin (*Lyogen, Omca*). Zur Dämpfung können wir auch hier kombinieren, entweder mit niederpotenten Neuroleptika oder Benzodiazepinen wie Diazepam. Die Dosierung richtet sich nach dem Zustandsbild; besser ist es, wenn eine orale Gabe nicht erfolgen kann, mit 1–2 Amp. Haloperidol zu beginnen und sie evtl. zu wiederholen.

Chronische Schizophrenien

Für dieses Indikationsgebiet gibt es keine festen Dosierungsschemas, da die Dosierungen immer individuell angepaßt, kritisch überprüft und gelegentlich umgestellt werden müssen. Als ganz grobe Richtlinie kann die „mittlere Tagesdosierung" (MTD) gelten, die auch stark variiert. Sie ist bei der Kurzbesprechung der Pharmaka angegeben und zeigt naturgemäß eine große Breite.

Wegen der geringen vegetativen Nebenwirkungen und auch des fehlenden initial sedierenden Effekts werden i. allg. für die Dauerbehandlung sehr stark oder stark potente Neuroleptika bevorzugt. Oft müssen dabei zusätzlich niederpoteten Neuroleptika gegeben werden, wenn psychomotorische Erregungszustände zumindest zeitweise das Bild verstärken.

Huber (in Flügel 1987) schlägt bei hebephrenen oder Schizophrenia-simplex-Syndromen eine Kombinationsbehandlung aus einem stark potenten Neuroleptikum sowie einem antriebssteigernden Antidepressivum vom Desipramin-Typ vor, wobei Desipramin mit etwa 50–150 mg täglich zu dosieren ist.

---

[40] Es sollte ***immer*** zuerst eine orale Gabe versucht werden, damit es zusätzlich zur ohnehin gespannten Situation nicht noch zu einer weiteren „Rangelei" kommt.

Dauerbehandlung und Rezidivprophylaxe

Ein Problem ergibt sich bei der Dauerbehandlung, die ja auch immer eine Rezidivvorbeugung darstellt: Oft nimmt der Patient seine Medikamente sehr unregelmäßig – oder aber ganz gleich gar nicht.

Beispiel:

Ein 22jähriger war bereits häufiger wegen einer Hebephrenie in stationärer Behandlung, zuletzt für 6 Monate in einer psychiatrischen Universitätsklinik. Er wurde mit einer Dosierungsempfehlung von 8 mg *Lyogen* tgl. entlassen, nachdem er sich während der gesamten Dauer erheblich abweisend und unkooperativ verhalten hatte. Es gelang keinem der Therapeuten, einen Zugang zum Patienten zu gewinnen. Zu Hause verschlechterte sich der Zustand, der Patient wurde immer abgeschlossener und abweisender, teilweise unkontrolliert aggressiv. Zwar schluckte er die Medikamente oft demonstrativ vor seinen Angehörigen, ein Spiegel des Fluphenazin war im Blut bei mehreren Kontrollen nicht nachweisbar.

Dies ist ein bekannter Zustand, der zu Anfang der Neuroleptika-Ära sogar ärztlich hervorgerufen wurde. Neuroleptika wurden wie Antibiotika angesetzt, d. h. nach Besserung des Zustands wurde der Patient ohne weitere Therapieempfehlung als geheilt entlassen. Die Folge war, daß er nach kurzer Zeit wieder dekompensierte und erneut in die Klinik eingewiesen werden mußte. Es entstand die sog. *„Drehtürpsychiatrie"*: Entlassung und Neuaufnahme wechselten einander in rascher Folge ab.

Daraus entwickelte sich die Erkenntnis, daß Schizophrene *langfristig* behandelt werden müssen, zur Dauerbehandlung und Rezidivprophylaxe.

Beispiel:

Eine 17jährige paranoid Schizophrene wurde nach einem halben Jahr stationärer Behandlung mit der Empfehlung entlassen, weiterhin hochdosiert Haloperidol zu nehmen. Nach einiger Zeit setzte die Mutter zu Hause ohne Rücksprache mit dem behandelnden Arzt mit der Bemerkung das Haloperidol ab, das Kind sei so verändert, es brauche keine Chemie mehr. Kurze Zeit darauf halluzinierte die Patientin wieder, die Inhalte wurden immer bedrohlicher und für sie angsterregender. Dann überschüttete sich die Patientin unter dem Einfluß von halluzinierten Stimmen mit Benzin und zündete sich an. Nach einigen Wochen intensivmedizinischer Betreuung starb die 17jährige an ihren schwersten Verbrennungen und den daraus sich ergebenden Folgeerscheinungen. Aus Gesprächen mit der Mutter war zu entnehmen, daß sie auch nach dieser katastrophalen Entwicklung, die mit vielen besprochen wurde, immer noch keinen Zusammenhang zwischen Absetzen der Medikamente und Aufflackern der Halluzinationen sah.

Da das Problem der unregelmäßigen Medikamenteneinnahme schon lange bekannt ist, wurden *Depotpräparate* zur Injektion in z. T. mehrwöchigen Abständen entwickelt, nachdem es bereits gelungen war, orale Retardnormen wie *Lyogen* retard oder *Melleril* retard herzustellen. Eine „echtes" Langzeitneuroleptikum, das seinen Wirkstoff bereits von der Grundstruktur her verzögert freisetzt, ist das Pimozid (*Orap*, = *or*ales *A*nti*p*sychotikum), wobei die Tagesgesamtmenge von 2–8 mg morgens eingenommen wird. Die injizierbaren Depotpräparate werden in wöchtenlichen, 2- bis 3- oder gar 4wöchentlichen Abständen gespritzt. Zu Anfang des Abschnitts (s. S. 144) haben wir die einzelnen Medikamente bereits angesprochen, hier für die Vollständigkeit noch eine Kurzbescheibung mit etwa gegebener Dosierung.

Wöchentliche Injektion:
Fluphenazindekanoat (*Lyogen* depot, *Dapotum* D), Dosis: 12,5–25 mg.
Fluspirilen (*Imap* = *i*ntramuskuläres *A*nti*p*sychotikum), Dosis: 2–10 mg.

2- bis 3wöchentliche Injektion:
Clopenthixoldekanoat (*Ciatyl* depot), Dosis: 200–400 mg.
Perphenazinönanthat (*Decentan* Depot), Dosis: 50–200 mg.

4wöchentliche Injektion:
Haloperidoldekanoat (*Haldol*-Dekanoat), Dosis: 50–300 mg.

Anmerkung: In der Dosierungs- und Intervallempfehlung gibt es beträchtliche Unterschiede. Wir haben uns deshalb hauptsächlich auf die Empfehlungen von Huber (in: Flügel 1987) gestützt.

Das Problem der Dauerbehandlung von Schizophrenen ist mit der alleinigen Gabe eines Medikaments natürlich *nicht* gelöst. Es gehören weiter dringend dazu die Lösung der Fragen nach der weiteren Betreuung (Tages-, Nachtklinik?), der Arbeitsplatzauswahl, der langfristig angelegten Psychotherapie usw. Die richtige Wahl eines Neuroleptikums aber bietet erst die *Voraussetzung* für die Inangriffnahme dieser Maßnahmen.

Die wichtigsten Neuroleptika auf einen Blick

An dieser Stelle wollen wir nun die Kurzportraits der einzelnen Neuroleptika einfügen. Die Abkürzungen bedeuten:

TRD: Tagesrichtdosis (**MTD** = mittlere Tagesdosis), **B:** Butyrophenon, **Ph:** Phenothiazin, **Th:** Thioxanthen, **nk:** nicht klassifiziert, **np:** niederpotent, **mp:** mittelpotent, **sp:** stark potent, **ssp:** sehr stark potent, **Dep:** auch in Depotform, **Ret:** auch in Retardform.

Alimemazin
P: *Theralene*. Ph, np, TRD 10–75 mg.

In der Psychiatrie kaum noch gebräuchlich, jedoch in der Geriatrie und inneren Medizin als Sedativum mit einer abendlichen Gabe von 5–15 mg (= 5–10 Trpf. oder 1–3 Tbl.) fast risikolos zu verwenden.

Benperidol
P: *Glianimon*. B. ssp, TRD, 1,5–6 mg.

Benperidol ist das z. Z. stärkste Neuroleptikum. In der Akutsituation (Katatonie) können bis zu 40 mg gegeben werden.

Bromperidol
P: *Impromen, Tesoprel*. B, ssp, TRD 5–15 mg.

Pharmakologisch kaum ein Unterschied zum Haloperidol, die anticholinergen Begleitwirkungen sollen geringer sein.

Chlorpromazin
P: *Megaphen*. Ph, mp, TRD 150–400 mg.

Megaphen wurde inzwischen vom Markt genommen, es war früher *das* Standardpräparat. Hatte auch günstige Eigenschaften als Begleitmedikament im „cocktail lytique".

Chlorprothixen
P: *Truxal, Taractan*. Th, np, TRD 200–400 mg

Chlorprothixen hat kaum antipsychotische Eigenschaften, dafür aber gut sedierende. Deshalb häufig als Begleitmedikation bei Gabe von sehr stark potenten Neuroleptika oder in der Geriatrie zur Sedierung.

Clopenthixol
P: *Ciatyl.* TH, mp, Dep, TRD 75–200 mg.
Gut geeignet zur Akutbehandlung bei paranoid-halluzinatorischen Syndromen. Als Depot auch zur Langzeitbehandlung geeignet.

Clozapin
P: *Leponex.* nk, mp, TRD 100–300 mg.
Starke initiale Dämpfung. Wegen verschiedener Todesfälle (Agranulozytosen) darf *Leponex* nur nach Ausschöpfung aller anderen Medikamente im Rahmen einer kontrollierten Anwendung oder aber stationär unter häufigen Laborkontrollen gegeben werden. Insgesamt aber kommt *Leponex* wieder zu einer Renaissance, es wird wieder häufiger verordnet.

Flupentixol
P: *Fluanxol.* Th, ssp, Dep, TRD 3–6 mg.
Hauptsächliches Indikationsgebiet sind die hebephrenen oder paranoid-halluzinatorischen Syndrome. Zur Langzeitbehandlung auch als Depot.

Fluphenazin
P: *Dapotum, Lyogen, Omca.* Ph, ssp, Dep, TRD 2–15 mg.
Kann in der Akut- und Langzeitbehandlung eingesetzt werden. Die extrapyramidalmotorischen Begleitwirkungen sollen stärker sein als bei vergleichbaren Medikamenten, allerdings hat Fluphenazin auch einen sehr hohen Verbreitungsgrad, so daß die Nebenwirkungen möglicherweise relativ nicht häufiger vorkommen.

Fluspirilen
P: *Imap.* B, ssp, Dep.
Nur als Depotpräparat möglich, von der antipsychotischen Wirkung her kein Unterschied zu anderen Depotpräparaten. Dosis: 2–6 mg alle 7 Tage. *Imap* wird auch in einer Dosierung von 1,5 mg/Woche als „Wochentranquilizer" angeboten. Ganz risikolos ist dieses Verfahren allerdings nicht, da die Nebenwirkungen bereits bei dieser niedrigen Dosierung auftreten können.

Haloperidol
P: *Haldol.* B, ssp, Dep, TRD 3–15 mg.
Haloperidol ist der „Goldstandard" der sehr stark potenten Neuroleptika. Es hat ausgeprägte antipsychotische Eigenschaften, kardiovaskulär kaum Nebenwirkungen, ist deshalb auch bei älteren Patienten sehr gut verträglich. Am günstigsten werden unter Haloperidol Wahnsymptome, Katatonien und manische Zustände behandelt. Haloperidol wirkt auch ausgezeichnet als zentral angreifendes Antiemetikum (= brechreizhemmend). Von Haloperidol gibt es viele Nachahmerpräparate, die aber (nicht nur nach unserer Erfahrung) nicht die Wirkung wie das Original-*Haldol* haben sollen, vielfach auch mit einer höheren Nebenwirkungsrate einhergehen.

Levomepromazin
P: *Neurocil.* Ph, np, TRD 200–400 mg.
Insbesondere zur Dämpfung und Sedierung in der Akutbehandlung hervorragend geeignet. Nach verschiedenen Berichten schwankende Halbwertszeiten.

Melperon
P: *Eunerpan.* B, np, TRD 200–400 mg.
Kaum antipsychotische Wirkung, aber sehr gut initial dämpfend. Deshalb insbesondere Anwendung in der Geriatrie/Gerontopsychiatrie zum Schlafanstoß (hierbei dann 25–100 mg abends). Wird auch gelegentlich als „Valium-Ersatz" bei kardiovaskulären Erkrankungen (z. B. Herzinfarkt) gegeben. Wegen der stärkeren vegetativen Nebenwirkungen als bei Valium aber hier Vorsicht (Harnverhalten mit folgender Unruhe, Prostatavergrößerung).

Perazin
P: *Taxilan.* Ph, np, TRD 200–500 mg, stationär auch höher.
Perazin gilt als „Breitbandneuroleptikum"; es kann zur Akut- und Langzeitbehandlung eingesetzt werden, auch bei hochgradiger psychomotorischer Erregung.

Perphenazin
P: *Decentan.* Ph, sp, Dep, TRD 24–48 mg.

Starke antipsychotische Eigenschaften, auch starke extrapyramidalmotorische Nebenwirkungen. In der Neurologie gelegentlich
zur Behandlung der Chorea gebraucht.

Pimozid
P: *Orap*. B, ssp, Dep, TRD 3–8 mg.
Hauptsächlich zur Langzeitbehandlung chronischer Schizo-
phrenien.

Promethazin
P: *Atosil*. Ph, np, TRD 200–400 mg.
Kaum antipsychotische Eigenschaften, wirkt aber sehr gut
sedierend und schlafanstoßend.

Remoxyprid
P: *Roxiam*. nk, mp, TRD 150–600 mg.
Ist dem Sulpirid sehr ähnlich, hat wenig EPS-Nebenwirkungen
und sediert nicht. Soll in niedriger Dosierung gut bei der schizophrenen Minussymptomatik wirken.

Sulpirid
P: *Dogmatil*. nk, np, TRD 300–600 mg.
Sulprid beeinflußt die Wahnsymptomatik bei höherer Dosis.
Nur wenig extrapyramidalmotorische Nebenwirkungen bekannt.
Sulpirid findet weiterhin Verwendung als Antivertigonosum[41] und
Antidepressivum.

Thioridazin
P: *Melleril*. pH, np, Ret, TRD 200–400 mg, stat. auch höher.
Diskutiert wird bei Thoridazin auch eine antidepressive Komponente; deswegen soll es auch bei schizoaffektiven Psychosen[42] in
der Langzeitbehandlung angewandt werden.

---

[41] Antivertigonosum ist ein gegen Schwindel gerichtetes Medikament.

[42] Dieser Begriff soll heißen, daß *sowohl* von der schizophrenen *als auch* von der
affektiven Psychose Anteile vorliegen (Spötter meinen über diese Wort-
schöpfung, sie bedeute, daß der Arzt auch nicht wisse, was sein Patient nun
eigentlich für eine Krankheit habe …).

Tiotixen
P: *Orbinamon*. Th, sp, TRD 20–40 mg.
Das stärkste antipsychotisch wirkasem Thioxanthen. Relativ starke Nebenwirkungen.

Trifluperidol
P: *Triperidol*. B, ssp, TRD 1–6 mg.
Vom Wirkprofil her kein Unterschied zum Haloperidol.

Triflupromazin
P: *Psyquil*. Ph, np, TRD 75–200 mg.
Triflupromazin hat sich auch als reines Antiemetikum bewährt. Insgesamt wirkt es vorwiegend dämpfend bis sedierend. In dieser Hinsicht gilt es auch als Notfallpräparat.

Zotepin
P: *Nipolept*. nk, mp, TRD 75–150 mg (stationär bis maximal 450 mg tgl.).
Sediert gut und zeigt weniger EPS-Symptome. Soll gut bei der Minussymptomatik helfen.

Überlegungen vor der Verordnung von Neuroleptika

Die Verordnung eines Neuroleptikums setzt wieder einige Überlegungen voraus, die folgende Punkte umfassen:
- Indikationen,
- Kontraindikationen,
- Abklärung der Nebenwirkungen,
- differentialtherapeutische Überlegungen.

Indikationen

Neuroleptika können in verschiedenen Bereichen mit unterschiedlicher Zielsetzung verwandt werden. Zwei Hauptkennzeichen gelten aber für alle Bereich, da Neuroleptika Einflüsse auf die (Psycho)-motorik und das Gefühlsleben haben. Je nachdem, welcher dieser

Bereiche behandelt werden soll, wählen wir aus zwischen niederpotenten Neuroleptika mit vermehrten Einflüssen auf den Wachheitszustand und den hochpotenten Neuroleptika mit ihren Einflüssen auf die Psychomotorik. Mittelstarke Neuroleptika haben entsprechend Anteile von beiden Bereichen.

Von hier aus ergeben sich Indikationen für den Einsatz von Neuroleptika:

- Im Bereich der **Psychiatrie**: insbesondere bei psychiatrischen Notfällen mit Erregtheit und Verworrenheit: akute und chronische Schizophrenien, hier besonders solche mit „Plussymptomatik" (sog. produzierende, wahnartige Symptome);
- Im Bereich der **Neurologie**: hyperkinetische Syndrome;
- in der **Geriatrie** als Sedativa;
- in der **Onkologie** und **allgemein** zur Unterstützung bei der Schmerztherapie.

Kontraindikationen

Als absolute Kontraindikation mit Neuroleptika muß man *akute Intoxikationen* mit zentral dämpfenden Medikamenten oder auch Alkohol rechnen.

Als relative Kontraindikation (wegen der anticholinergen Nebenwirkungen) gelten Glaukom, Prostatahypertrophie mit Harnverhalten und Pylorusstenose. Da die anticholinergen Nebenwirkungen der Phenothiazine stärker ausgeprägt sind als die der Butyrophenone, sollte im Notfall (wenn die Gabe eines Neuroleptikums *unumgänglich* ist) auf Medikamente der Haloperidol-Gruppe ausgewichen werden. Auch senken die Phenothiazine die Krampfbereitschaft u. U. drastisch, so daß auch Patienten mit bekannten zerebralen Krampfleiden nicht mit Phenothiazinen behandelt werden sollten.

Abklärung der Nebenwirkungen

Aus den relativen Kontraindikationen ergeben sich auch die hauptsächlichen Nebenwirkungen, die deshalb hier nicht noch einmal besprochen werden müssen (s. oben). Zudem haben **alle** trizyklischen Neuroleptika (wie ihre Verwandten, die entsprechenden Antidepressiva), also vornehmlich Phenothiazine und Thioxanthene, Wirkungen auf das Reizleitungssystem des Herzens, so daß mit Rhythmusstörungen, Repolarisatinsstörungen sowie Verbreiterung des QRS-Komplexes im EKG gerechnet werden muß. Aus diesem Grund gilt Vorsicht bei der Gabe von Phenothiazinen an herzkranke Patienten. Auch bei Patienten mit frischem Herzinfarkt sollten Phenothiazine nur bei zwingender Indikation eingesetzt werden.

Die Hauptnebenwirkungen der hochpotenten Neuroleptika, also vornehmlich der Butyrophenone, aber sind motorische Störungen, die bis zu einem Parkinson-ähnlichen Bild gehen können. Parkinson-Patienten also sollten nach Möglichkeit **nicht** mit hochpotenten Neuroleptika behandelt werden. Auffällig ist, daß eine anfangs nur leicht ausgeprägte Rigidität der Muskulatur unter Neuroleptika erheblich verstärkt werden kann, die zu einem katatonieähnlichen oder zu einem „Stiff-man"-Syndrom führen kann („Steifer-Mann"-Syndrom, ohne die allerdings sonst typischen tetaniformen Krämpfe).

Trotz aller Einschränkungen muß man sagen, daß Neuroleptika insgesamt eine risikoarme und bei richtiger Beachtung der Nebenwirkungen i. allg. auch kardiopulmonal eine neutrale Medikamentengrupe darstellen.

Differentialtherapie

Bezüglich der Grundindikation (Psychosen des schizophrenen Formenkreises) gibt es keine Alternative zu den Neuroleptika. Insbesondere im akuten Schub stellen Neuroleptika eine **Conditio sine qua non** dar: eine Bedingung, ohne die es nicht geht.

In anderen Situationen, wo es hauptsächlich um eine Sedierung geht, kann auf Antihistaminika vom Diphenhydramin–Typ (*Sekundal*) oder auf Benzodiazepine ausgewichen werden, wobei als ganz grobe Faustregel gelten kann: Je älter der Patient, desto eher Neuroleptika mit niedriger Potenz (*Atosil, Theralene, Truxal*).

Hinsichtlich neurologischer Erkrankungen (s. unten) muß bei hyperkinetischen Syndromen auch die Gabe von Baclofen (*Lioresal*) gleichberechtigt erwogen werden, das z. B. bei Chorea major als Mittel der 1. Wahl gilt.

Als Adjuvans zur Therapie chronischer Schmerzen haben sich Neuroleptika mittlerweile einen Stammplatz erobert. Hier kann evtl. auch auf Antidepressiva ausgewichen werden, möglicherweise auch in Kombination mit Neuroleptika.

Noch ein Wort zur Behandlung der Schiziophrenien: In der Langzeitneurolepsie gehört eine auf den Patient individuell zugeschnittene Dosierung zu den schwierigsten Aufgaben in der Medizin überhaupt. Durch falsche Mengenempfehlungen kann es leicht zum eigenmächtigen Absetzen der Medikamente kommen – mit den bereits gezeigten z. T. katastrophalen Folgen. Für einige Patienten sind Neuroleptika wegen der Nebenwirkungen tatsächlich belastender als die Krankheit selbst, andere allerdings kommen bestens damit zurecht und wären ohne Medikamente hilflos. Hier gehört also viel Erfahrung zur richtigen Einstellung.

Andere Einsatzbereiche der Neuroleptika

Abschließend wollen wir uns über andere Bereiche unterhalten, in denen Neuroleptika mit Erfolg eingesetzt werden können.

Neurologie

Im Bereich der Neurologie sind es hauptsächlich hyperkinetische Syndrome, die mit Neuroleptika i. allg. gut führbar sind. Es kommt bei diesen Syndromen zu plötzlichen, unkontrollierten, regelrecht „einschießenden" Bewegungsstörungen (z. B. bei der Chorea) oder zu wiederholten, nur bestimmte Muskelgruppen betreffenden, sich stereotyp wiederholenden Bewegungen (Tic). Hier ist eine Unterscheidung zwischen dem organischen und dem psychogenen Tic schwer bis – manchmal – unmöglich.

Chorea heißt ursprünglich Tanz, wobei die Tänzer unter dem Schutz des Heiligen Vitus standen. Daher nennt man besonders in Süddeutschland die Chorea auch „Veitstanz". Es handelt sich um ein extrapyramidales Syndrom, das gekennzeichnet ist durch distal betonte, kurzdauernde, unwillkürliche, nicht regelmäßige und z. T. sehr heftige Bewegungen. Die häufigste Form wurde von Thomas **Sydenham** (1624–1689) beschrieben. Sie tritt im Gefolge einer Infektionskrankheit, meist des rheumatischen Fiebers, häufiger bei Mädchen als bei Jungen, auf und gilt als die „kleine Form" der Chorea. In diesem Fall hat ein und dieselbe Krankheit also drei, alle das gleiche bedeutende Namen: Chorea minor, Chorea rheumatica oder Chorea Sydenham.

Die große Form wurde von George S. **Huntington** weiter erforscht und heißt deshalb entweder Chorea major oder Chorea Huntington. Sie ist eine *erbliche* Erkrankung. Mittlerweile wurden auch Chromosomenanomalien gefunden, die sich bereits vor der Geburt nachweisen lassen.[43]

Der Verlauf ist unaufhaltsam progredient, das Leiden beginnt mit etwa 35 bis 45 Jahren und geht mit den typischen Symptomen einher. Anfangs besteht eine leichte Hypotonie der Muskulatur, später treten psychische Erscheinungen bis zur Demenz hinzu.

Eine Sonderform des Tics ist das „Gilles-de-la-Tourette-Syndrom", das einhergeht mit ticartigen Bewegungen im Gesichtsbereich, Zwangshandlungen und einer „Koprolalie" (= Kotsprache, zwanghaftes Aussprechen nicht gerade anständiger Wörter und Ausdrücke).

Die einschießenden, plötzlichen Bewegungen als *hyperkinetische* Syndrome sind fast das Gegenteil der *hypokinetischen* Syndrome beim Morbus Parkinson. Wenn wir beim Parkinson *zuwenig* Dopamin zur Verfügung haben, so steht bei der Chorea *effektiv zuviel* davon zur Verfügung, weshalb Dopamin-Rezeptorenblocker, eben Neuroleptika, Mittel der Wahl sind. Oder viel einfacher gedacht: die ernstesten Nebenwirkungen der Neuroleptika sind Bewegungsarmut, weshalb sie also zur Behandlung von Bewegungsfülle einsetzbar sind.

---

[43] Das hat zu der viel diskutierten Frage geführt: Ist es moralisch statthaft, bei nachgewiesener Huntington-Anomalie im vorgeburtlich erhobenen Chromosomensatz eine Abtreibung vorzunehmen, wobei die Chance an der Chorea major zu erkranken, trotz Nachweis nur bei 50% liegt. Die Erkrankung bricht meist erst im 4. bis 5. Lebensjahrzehnt aus und führt dann auch zur Demenz. Bis dahin allerdings kann das Leben unauffällig geführt werden. Bei diesem Wissen: Ist es erlaubt, einem Menschen die Chance von 40 schönen und glücklichen Jahren zu nehmen, wenn die Erkrankung zu 50% möglich ist …?

So ist es auch. Mittel der ersten Wahl sind „Antihyperkinetika", besonders Tiaprid (*Triapridex*). Tiaprid ist kein eigentliches Neuroleptikum, sondern nur eine diskrete chemische Variante des Sulpirids. Es wurde sozusagen „nebenbei" entdeckt und wird auch von derselben Firma wie das Original-Sulpirid *Dogmatil* vertrieben. Triaprid muß bei choreatischen Erkrankungen **hoch** dosiert werden, 300–900 mg tgl. werden empfohlen.

Mittel der zweiten Wahl sind hochpotente Neuroleptika. Hier werden in erster Linie Haloperidol (*Haldol*) oder Perphenazin (*Decentan*), 2–6 mg bzw. 10–40 mg tgl. eingesetzt. Beim Gilles-de-la-Tourette-Syndrom wird eher Pimozid (*Orap*), etwa 6 mg tgl., empfohlen.

Geriatrie

Die Geriatrie ist besonderes Anwendungsgebiet für niederpotente, initial dämpfende Neuroleptika. Im Vergleich zu anderen Sedativa oder Hypnotika haben Neuroleptika kaum kardiovaskuläre Nebenwirkungen; das Blutdruckverhalten ändert sich kaum. Es geht darum, folgenden sich selbst unterhaltenden Kreislauf zu durchbrechen (Übersicht):

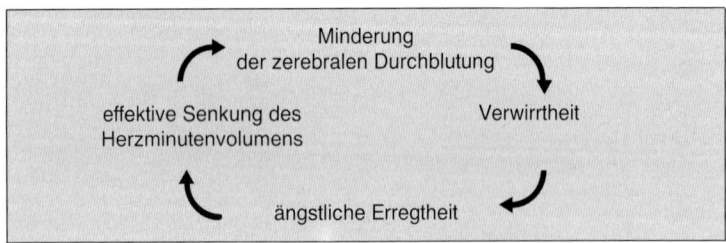

Dieser Kreislauf wird noch beschleunigt durch die Gabe eines nicht blutdruckneutralen Beruhigungsmittels wie z. B. eines Benzodiazepins. Dadurch kann es zur „Valium-Umkehr" kommen, also der **paradoxen** Wirkung mit Erregtheit und Verwirrtheit.

Beispiel:
Ein Erlebnis aus unseren Notarztwageneinsätzen möchten wir noch kurz einfügen:
Nachts gegen 2.00 Uhr Einsatz zu einem abgelegenen Gehöft mit einem Mehrgenerationenhaushalt. Der knapp 90jährige Großvater treibt barfuß laut „Diebe, Diebe!" schreiend Hühner durch den Obstgarten. Begütigendes Zureden erreicht ihn nicht, deshalb noch im Garten bei zunehmender Erregung 5 mg Haloperidol i. m., anschließend Verbringung ins Haus. Dort lärmt der Patient weiter, ist unverändert agitiert, wird aber zugänglicher. Unserer roten Schutzkleidung wegen hält er uns für Müllwerker, die ihn verschleppen sollen. Nach Ablegen der Jacken will er in uns alte Bekannte erkennen und lädt uns spontan zu einem Umtrunk ein. Wir verweisen auf die Kälte und bitten um etwas Warmes; die Schwiegertochter kocht Kaffee. Nach ein paar Schluck in gemütlicher, Ruhe ausstrahlender Runde setzt sich die Aufklärung fort, der Patient verlangt nach dem Bett; auf eine stationäre Einweisung konnte verzichtet werden.

Bei der Gabe von Schlafmitteln an ältere Patienten ist immer darauf Rücksicht zu nehmen, daß die Hirndurchblutung nicht gesenkt wird. So merkwürdig dies auf den ersten Blick klingen mag, aber oft hilft bei Schlaflosigkeit (s. oben) eine Tasse Kaffee oder Tee. In dem oben dargestellten Kreislauf ist auch ablesbar weshalb.

Medikamentös kommen bei geriatrischen Patienten niederpotente Neuroleptika wie Alimemazin, Chlorprothixen, Promethazin usw. in Frage. Die Dosierung sollte anfangs *niedrig* gehalten werden, bis die richtige Menge gefunden ist. *Truxal* z. B. kann mit 15 mg abendlich begonnen werden und langsam auf 30–45 mg gesteigert werden. Tropfen lassen sich übrigens erheblich individueller dosieren und sind deshalb in der Geriatrie i. allg. besser.

Schmerztherapie

Innerhalb der Schmerztherapie haben Neuroleptika (ähnlich wie Antidepressiva) mittlerweile einen wichtigen Platz errungen:

- Besonders hochpotente Neuroleptika wirken „synergistisch" mit Schmerzmitteln) verstärken also deren Wirkung.
- Andererseits bewirken sie eine „affektive Distanz" zum Schmerzerleben. Der Schmerz wird möglicherweise also nicht mehr als so vernichtend empfunden.

- Zudem machen Neuroleptika nicht abhängig, so daß hier eine längere Behandlungsmöglichkeit besteht, ohne daß die Dosis und damit die Nebenwirkungen der Schmerzmittel erhöht werden müßten.

Die Einstiegsdosis sollte eher niedrig gewählt werden, etwa 3mal 2 mg Haloperidol (entsprechend 3mal 20 Trpf.), und dann dem Verlauf nach angepaßt werden. Die Analgetika sollten bis zur richtigen Dosisfindung erst einmal *unverändert* belassen werden – obwohl dies sicherlich bei vielen, insbesondere Tumorpatienten, nicht einfach zu handhaben sein dürfte.

Mit dieser Kombinationsbehandlung besteht die Möglichkeit, die allmähliche Toleranz und Gewöhnung an starke Analgetika zumindest ein wenig zu verzögern und gleichzeitig die gefühlsmäßige Verarbeitung des Schmerzes zu dämpfen. Wie schon bei den Antidepressiva gesagt, gilt diese Empfehlung nur bei *chronischen*, insbesondere Tumorschmerzen.

Zusammenfassung Neuroleptika

Unter Neuroleptika verstehen wir chemisch ganz verschiedene Medikamente, die in erster Linie *antipsychotisch* wirken, also wirksam sind bei Erkrankungen des schizophrenen Formenkreises.

Je nach ihrer Wirkstärke unterteilen wir niederpotente, mittelstark potente und sehr stark potente Neuroleptika.

Als Faustregel können wir uns dabei merken:

Je stärker potent, desto eher motorische Nebenwirkungen wie Muskelsteifigkeit;

je schwächer potent, desto eher schlafanstoßend.

Daraus können wir sehen, daß sehr starke Neuroleptika wie *Haldol* eben **nicht** sedierend, dafür aber muskelversteifend wirken.

In der Psychiatrie benutzen wir sehr stark potente Neuroleptika bei schizophrener Psychose, evtl. kombiniert mit niederpotenten zur Sedierung. In der Geriatrie werden eher niederpotente Neuroleptika zur Sedierung oder als Tranquilizer eingesetzt.

Wichtige Medikamente aus dieser Gruppe sind:

Triflupromazin, Levomepromazin, Chlorprohixen und Haloperidol.

Sonstige seelisches Erleben beeinflussende Medikamente

Psychopharmaka bei alten Menschen

Besonderheiten bei der Behandlung alter Menschen

Vor besondere Probleme sind wir gestellt bei der Behandlung von Erkrankungen älterer Menschen. Wegen der Vielfacherkrankungen (Multimorbidität) ist eine differenzierte Diagnosestellung manchmal nur sehr schwer möglich. Für ältere Menschen bedeutet eine Behandlung im Krankenhaus zudem oft eine sehr einschneidende Veränderung ihrer Lebensbedingungen, sie müssen ihre gewohnte Umgebung verlassen, *in der sie sich zurechtfinden*, fühlen sich häufig fremd und reagieren dementsprechend.

Bei der Verordnung von Medikamenten, also auch von Psychopharmaka, sind einige Besonderheiten zu berücksichtigen. Es gibt mittlerweile einen speziellen Zweig in der Medzin, die *Geriatrie*, in dem man sich mit solchen Fragen beschäftigt. Für unsere Zwecke ist es ausreichend zu wissen, daß es Resorptionsstörungen geben kann, daß sich Medikamente im Körper anders verteilen als bei jüngeren Menschen wegen der Verschiebung der Anteile von Fett- und Muskelgewebe, daß der Transport von Wirkstoffen durch den Körper wegen Veränderungen des Herzzeitvolumens und der sog. „Mikrozirkulation" verändert ist und daß der „First-pass-Effekt", also der Abbau „im ersten Schritt", wenn der Wirkstoff direkt über das Pfortadersystem in der Leber verstoffwechselt wird, *ohne* bereits seine Wirkung voll entfaltet haben zu können, sowie der endgültige Abbau in der Leber selbst verzögert sein können. Hinzu kommt, daß sich spezifische Rezeptoren im zentralen Nervensystem, z. B. die uns schon bekannten *Dopaminrezeptoren* bei den Neuroleptika, in ihrer Sensibilität verändern und auch in ihrer Anzahl geringer sind. Auch die Nebenwirkungen sind häufig viel stärker ausgeprägt als bei jüngeren Patienten.

Weitere Schwierigkeiten treten dann auf, wenn gerade ältere Patienten wegen ihrer mitunter vielen körperlichen und psychischen Erkrankungen eine ganze Reihe von Medikamenten bekommen, die in ihren Wechselwirkungen untereinander überhaupt nicht mehr abzuschätzen sind: Ein Antihypertonikum gegen den hohen Blutdruck, zusätzlich ein Diuretikum, ein herzstärkendes Präparat, etwas gegen die koronare Herzkrankheit, durchblutungsfördernde Medikamente nicht zu vergessen, meist noch ein Antidiabetikum, möglicherweise noch ein Antirheumatikum. Hinzu kommen dann jetzt noch diverse Psychopharmaka. Gute Erfolge (darüber kann wohl jeder berichten) haben wir oft schon allein dadurch verzeichnen können, indem wir die meisten der Medikamente abgesetzt und uns nur auf das Notwendigste beschränkt haben. Nach einigen Tagen war dann bereits eine Besserung zu verzeichnen. Da soll allerdings *nicht* heißen, daß eine gezielte medikamentöse Behandlung etwa überflüssig wäre. Im Gegenteil. Zu berücksichtigen ist aber auch immer, daß unsere älteren Patienten schließlich die vielen Medikamente auch nehmen müssen, und zwar zu den angegebenen Zeiten und in der richtigen Dosierung und Reihenfolge. Wenn dies nicht gerade eine Gemeindeschwester oder ein hilfreicher Angehöriger übernimmt, wird es manchmal schwierig, und alles gerät durcheinander.

Wenn dann der ältere Herr einmal seine Medikamente vergessen hat und es dadurch wiedergutmachen will, indem er 2 oder 3 Tagesdosen auf einmal nimmt, kann es leicht dazu führen, daß es zu Vergiftungserscheinungen kommt. Die unregelmäßige Einnahme führt weiterhin dazu, daß die erwartete Wirkung vom behandelnden Arzt vermißt wird; die Folge davon ist wiederum eine Höherdosierung, die an sich gar nicht notwendig gewesen wäre bei korrekter Einnahme.

Gerade bei den Parkinsonmedikamenten kommt es nicht selten zur Ausbildung eines „deliranten Zustandsbildes", wenn die Dosierung zu hoch gewählt wird. Passieren kann das allerdings auch bei Antidepressiva, wenn eine normale übliche mittlere Dosierung bei einem älteren Patienten gewählt wird.

Bei den Neuroleptika müssen wir berücksichtigen, daß die unerwünschten Wirkungen im Alter um *einiges* höher liegen. Dies betrifft ganz besonders das Parkinsonoid und die orofazialen Frühdyskinesien. Auch die niedrig potenten Neuroleptika sedieren stärker und können in üblicher Dosierung zu schweren Kreislaufstörungen führen. Dies kann schnell passieren, wenn bei dem unruhigen und aggressiven „Opa" nach 50 Trpf. Neurocil o.ä. zu schnell „nachgeladen" wird, weil keine ausreichende Wirkung eingetreten ist.

Zu erwähnen bleibt noch, was leider zu wenig bekannt ist, daß es gerade bei den Benzodiazepinen häufig zu paradoxen Reaktionen kommt. Das heißt, der eigentlich erwünschte sedierende Effekt tritt nicht ein, dafür kommt es vielmehr zu ausgeprägten Unruhezuständen.

Psychische Erkrankungen im Alter

Psychische Erkrankungen im Alter bestehen nur zu einem Teil aus solchen, die aus früheren Zeiten „mitgenommen" wurden. Je nach Verlauf der Erkrankung kann eine Schizophrenie natürlich auch noch mit 60 oder 70 Jahren bestehen, das gleiche gilt für die Depression. Andererseits ist zu sagen, daß das Erstauftreten einer Schizophrenie jenseits des 45. Lebensjahres eher als „Rarität" anzusehen ist.

Den größten Anteil der psychischen Erkrankungen im Alter dürften wohl die verschiedenen *Abbauprozesse* darstellen. Diese reichen vom leichteren hirnorganischen Psychosyndrom bis zur schweren und schwersten Demenz.

Hinzu kommen, wie schon erwähnt, die *endogenen Psychosen*, die auch noch im Alter *fortbestehen*, also einen chronischen Verlauf zeigen, vielfältige reaktive Störungen als Antworten auf Belastungen im familiären und sozialen Bereich.

Weiterhin zu nennen sind *psychische bzw. psychiatrische Begleitsymptome* im Rahmen von somatischen Erkrankungen, z. B. Verwirrtheitszustände bei einer Herzinsuffizienz und daraus resultierender ungenügender Versorgung des Gehirns mit Sauerstoff.

Gerade das ältere Gehirn hat hier wenig Ausgleichsmöglichkeiten und antwortet schnell mit unspezifischen psychopathologischen Symptomen. Typisch sind die abendlichen und nächtlichen Verwirrtheitszustände, wenn das Herzminutenvolumen absinkt und dann das Gehirn in einen verhältnismäßigen Sauerstoffmangel kommt.

Die *reaktiven Störungen* sind häufig bedingt durch den Verlust naher Angehöriger, durch die Probleme, die mit zunehmender Vereinsamung einhergehen, durch Schwierigkeiten mit Nachbarn und anderen im unmittelbaren Lebensbereich. Solche reaktiven Störungen können in schwerste psychische Krisen führen mit Rückzug aus vielen sozialen Bindungen und auch vermehrter Suizidalität.[44]

Eine weitere Krankheit ist das *HOPS*; dieser Begriff stellt eigentlich eine Sammelbezeichnung dar: *hirnorganisches Psychosyndrom.* Dieser Ausdruck will uns sagen, daß eine festgestellte psychische Symptomatik organisch bedingt ist. Ursachen hierfür sind z. B. ein beginnender Abbauprozeß, Durchblutungsstörungen, Stoffwechselstörungen usw. Symptome des HOPS sind zu Beginn manchmal sehr diskret wie leichte Orientierungsstörungen, Konzentrationsstörungen, Änderungen des Schlaf-Wach-Rhythmus usw.

Eine besondere Form des schwer ausgeprägten HOPS stellt die *Demenz* dar. Diese äußert sich als Störung der Orientierung zu Ort, Zeit und Situation, vielleicht sogar zur eigenen Person. Hinzu kommen schwere Gedächnisstörungen („Minutengedächtnis"), die Kombinationsfähigkeit, Kritik- und Urteilsbildung sind herabgesetzt. Im Gefühlsleben ist meist eine Verflachung zu beobachten, es kann aber auch zu überschießender Euphorie und/oder schweren Verstimmungsstörungen mit aggressiven Durchbrüchen kommen. Ein Problem für den Alltag stellt meist die Orientierungsstörung dar, da die älteren Menschen ihr Zimmer, die Station oder

---

[44] Der attraktive junge Mann oder die hübsche junge Frau, die aus Liebeskummer Tabletten schlucken, sind die große Ausnahme: Die meisten Selbsttötungen nehmen ältere, vereinsamte Menschen, die mitten unter uns – aber unerkannt- leben, vor.

überhaupt das Krankenhaus (wenn sie erst einmal hinausgelaufen sind) nicht wiederfinden.

Behandlung

Wir wollen uns hier auf die Therapie der abendlichen Verwirrtheitszustände beschränken, die meist mit erheblicher psychomotorischer Unruhe und ängstlichem Erleben einhergehen. Kommen Wahnvorstellungen hinzu, dann haben wir es meist auch mit Aggressivität und Feindseligkeit zu tun. Wenn wir der wahnhaft festen Überzeugung wären, daß uns der Zimmernachbar dauernd Sachen wegnimmt und die dazukommende Nachtswester eine fremde, mit dem Zimmermitbewohner auch noch verbündete Person ist, die uns bedroht, wie würden wir dann wohl reagieren?

Bewährt haben sich in der Praxis zur Regulierung des Schlaf-Wach-Rhythmus *niederpotente Neuroleptika* wie *Dipiperon* und *Atosil.* Die notwendige Dosis muß vorsichtig ausgetestet werden; dies erfordert einige Geduld. Die Medikamente sollten nach Möglichkeit auch nicht nach 20.00 Uhr gegeben werden, da wegen der langen Wirkdauer bei älteren Menschen ein „Hang-over"-Effekt entsteht und der nächste Vormittag im Tiefschlaf verbracht wird.

Sollte spät in der Nacht eine Beruhigung notwendig sein, dann greifen wir auf 1–2 Kps. *Distraneurin* zurück, die eine kürzere Wirkdauer haben.

Wenn aber nachts um 2.00 Uhr ein älterer Patient „durchdreht" und die ganze Station weckt, dann hilft meist nur die intravenöse Gabe eines *hochpotenten Neuroleptikums* wie *Haldol* in Kombination mit einem niederpotenten Neuroleptikum wie *Atosil,* davon aber dann nur etwa eine halbe Ampulle.

Ruhiges Zureden und eine kleine Mahlzeit sind übrigens auch sehr hilfreich und sollten auf jeden Fall vorher ausprobiert werden. Fixierungen immer nur vorübergehend und dann nur in äußerster Notlage, denn eine Einschränkung der Bewegungsfreiheit führt zwangsläufig zu einer Zunahme der aggressiven Gespanntheit.

Psychopharmaka zur Behandlung der Entzugssymptomatik

Beschreibung der Entzugssymptomatik

Ein Phänomen, das sicherlich schon allen in der Pflege Tätigen begegnet ist, egal in welcher Disziplin sie arbeiten, ist, daß Patienten zur Behandlung aufgenommen werden, sich in den ersten Tagen ganz unauffällig benehmen und dann plötzlich mehr oder weniger überraschend unruhig und aufgeregt, eventuell auch vollkommen durcheinander sind. Es ist nicht immer der „typische Alkoholiker", der als solcher schon bei der Aufnahme zu erkennen war und bei dem mit einer Entzugssymptomatik gerechnet werden mußte. Häufig stellt sich erst durch ein Auftreten einer solchen Entzugssymptomatik heraus, daß bei ansonsten völlig gesund wirkenden Patienten ein jahrelanger Alkoholmißbrauch zugrunde liegt. Dieses Bild ist nicht an ein bestimmtes Alter oder Geschlecht gebunden, auch die Gesamtmenge des bisher konsumierten Alkohols und die Dauer des Mißbrauchs spielen nicht unbedingt eine Rolle.

Erfahrungsgemäß ist es schwierig, zu bestimmen, wann ein medikamentöses Einschreiten nötig ist. Wenn dann ein solches angesetzt wird, so ist es häufig üblich, der Schwester oder dem Pfleger die Dosierung nach Bedarf zu überlassen. Daher im folgenden einige grundsätzliche Überlegungen zu Entzugssymptomen:

Es muß nicht jede Entzugssymptomatik medikamentös behandelt werden, andererseits ist ein manifestes Delirium absolut behandlungsbedürftig, denn die *Letalität* (die Anzahl der durch diese Krankheit Sterbender) bei einem *unbehandelten Delir* liegt immer noch bei bis zu 20%.

Was ist also noch „normale" Entzugssymptomatik, was ist schon ein Delirium?

Zunächst einmal ist zu sagen, daß es kein festgelegtes Intervall gibt, wann nach dem letzten Alkoholgenuß ein solches Entzugssyndrom auftritt. Es kann sogar so weit gehen, daß bei Patienten, die noch nachweisbar Alkohol im Blut haben, schon behandlungsbedürftige Entzugssyndrome auftreten. Andererseits ist zu beobachten, daß leichtere Entzugssyndrome auch ohne medikamentöse Hilfe schon nach wenigen Tagen verschwinden. Man unterscheidet folgende Stadien:

Entzugssyndrom. Verlangen nach Alkohol, unruhiger Schlaf, Angabe von innerer Unruhe, ungerichteter Angst, Pulsbeschleunigung, allgemeine Zittrigkeit und Schweißigkeit, der Patient wirkt hektisch, ist schnell gereizt, kann sich schlecht konzentrieren.

Prädelir. Starke Übelkeit, Dysarthrie, Ataxie, Unruhe mit nestelnden Bewegungen, evtl. auch Personenverkennung.

Delirium tremens. Desorientiertheit, starke psychomotorische Unruhe, optische und taktile Halluzinationen (selten die berühmten weißen Mäuse, meist handelt es sich um kleine Tierchen, die am ganzen Körper hochkrabbeln), „Inkohärenz des Gedankenganges" (die einzelnen Aussagen sind nicht mehr logisch geordnet), „Suggestibilität" (ein angeblicher, unsichtbarer Faden des Untersuchers wird dann auch prompt gegriffen, wenn er dem Patienten vorgehalten wird), starke vegetative Reaktionen mit Entgleisung des Wasser- und Elektrolythaushalts und des Säure-Basen-Gleichgewichts.

Entzugsbedingte Krampfanfälle, sog. Okkasionsanfälle, können bei entsprechender Veranlagung in allen 3 Stadien auftreten.

Medikamentöse Delirbehandlung

Zu fordern sind von einem einzusetzenden Medikament folgende erwünschte Wirkungen:
- eine Sedierung zur allgemeinen Dämpfung,
- ein antipsychotischer Effekt,
- ein antikonvulsiver Effekt zur Vorbeugung von Krampfanfällen und
- eine Verminderung der vegetativen Symptomatik.

Clomethiazol *(Distraneurin)*

Es gibt mehrere medikamentöse Ansätze, wie dies zu verwirklichen ist. Das bekannteste und wohl am häufigsten eingesetzte Medikament ist das *Distraneurin,* das es übrigens in den USA nicht gibt (sogar die Zulassung wurde erst gar nicht beantragt).

Eingefleischte „Dallas"-Fans werden sich sicherlich daran erinnern, wie Sue Ellen einmal einen fürchterlichen Entzug mitgemacht hat, der dann ja auch eine stationäre Behandlung notwendig machte. Sie kam in einen lebensbedrohlichen Zustand und glitt scharf (alles so wie im richtigen Leben) am Tode und damit einem möglichen vorzeitigen Ende dieser schönen Serie vorbei. Mit „Distra"[45] wäre das wohl nicht passiert).

Wegen der ausgeprägten Atemdepression hat es unter *Distraneurin* zahlreiche Todesfälle gegeben. Dies passierte aber noch zu den Zeiten, als auf den Pflegestationen ein Distra-Tropf munter lief, weil man sich über die Nebenwirkungen dieses Medikaments noch nicht ganz im klaren war. Heutzutage ist es allgemein anerkannt, daß Distraneurin in intravenöser Form **nur auf der Intensivstation** unter dauernder, engstmaschiger Kontrolle der Vitalzeichen verabreicht werden darf. Aber die intravenöse Form ist nur **in den allerseltensten Fällen überhaupt notwendig**. Bei frühzeitigem medikamentösem Einschreiten genügt die Gabe in Kapsel- oder Saftform. Von den Kapseln dürfen je nach Ausprägung des Entzugs bis zu 2stündlich 2 Kps., d.h. 24 Kps. als Tageshöchstdosis, gegeben werden.

Die *Nachteile* des *Distraneurins* sind
- eine nur geringe antikonvulsivische Wirkung.
- eine erhebliche Suchtproblematik und – wie schon gesagt
- die Atemdepression.
- Wird *Distraneurin* als Saft verabreicht, was wegen der Schluckbeschwerden im Delir schon einmal erforderlich sein kann, so kommt es häufiger zu Durchfällen.
- Ein weiteres Problem stellt die starke Verschleimung der Atemwege dar, was bei Alkoholikern, die fast alle stark rauchen

---

[45] Distra = gängige Abkürzung im Klinikalltag für *Distraneurin.*

und deswegen eine chronische Bronchitis haben, besonders zu
Buche schlägt. Die Provokation von lebensbedrohlichen respi-
ratorischen Insuffizienzen, das Hervorrufen von ersthaften
Atemschwächen also, kann schnell die Folge sein.

Neuroleptika

Neuroleptika in der Entzugsbehandlung wirken besonders gut
antipsychotisch, sedieren aber nur wenig, haben jedoch den großen
Nachteil, daß sie die Krampfschwelle erniedrigen und extrapyramidalmotorische Nebenwirkungen hervorrufen können. Es ist also
eine *zusätzliche* Gabe eines Antikonvulsivums, wie z. B. *Valium,*
notwendig, was die Therapie möglicherweise unübersichtlich machen kann. Ohnehin sollten nur Butyrophenone (z. B. *Haldol*)
gegeben werden, auf **keinen** Fall Phenothiazine.

Clonidin *(Catapresan)*

Catapresan hemmt die Aktivität des Sympathikotonus, wirkt also
gut gegen die vegetativen Zeichen des Delirs. Es wirkt allerdings
nicht antipsychotisch, so daß es **alleine** in der Delirbehandlung nur
in der akutesten Form, aber nicht mittelfristig wirkt.

Carbamazepin

Carbamazepin (*Tegretal, Timonil*) hat den Vorteil, daß es nur wenig
sediert, daß es gut antikonvulsiv wirkt und daß es keine Atemdepression macht. Außerdem ist bislang keine Suchtpotenz festgestellt worden. Das Problem ist, daß man nicht so schnell ausreichende Wirkspiegel erreicht wie bei *Distraneurin,* was jedoch z. T.
dadurch wettgemacht werden kann, daß man zunächst das Carbamazepin als Sirup gibt. Die Dosierung liegt zwischen 600 und
1200 mg am Tag. Hier dosiert man nicht einschleichend, sondern
sofort voll und schleicht etwa innerhalb von 6 Tagen *aus.* Eine
konkrete Möglichkeit ist die Gabe von 1000 mg am 1. Tag, dann

einige Tage die Erhaltungsdosis von 600 mg und dann schrittweise Reduktion um etwa je ein Drittel.

> **Nebenwirkungen** treten v. a. dann auf, wenn man im Bereich der Toxizität arbeitet. Schwindel, Erbrechen und Sehstörungen sind die Folge. Aber auch schon bei normaler Dosis muß auf Störungen der Reizleitung am Herzen geachtete werden (AV-block), was wir einige Male bereits bei jüngeren Patienten beobachtet haben.

Vorteil des Carbamazepins ist, daß die Patienten durch die geringe Sedierung schon früh aufnahmefähig sind, daß mit ihnen psychotherapeutisch gearbeitet werden kann. Dies gilt insbesondere für die sog. „Entgiftungsbehandlung" in psychiatrischen Kliniken, bei der die Dauer der Entgiftung rigoros von den Krankenkassen auf 14 Tage festgelegt ist, was in einzelnen Fällen sehr kurz sein kann.

Neue Einsatzgebiete für Carbamazepin

Carbamazepin (*Tegretal, Timonil*) ist ein Medikament, das bereits seit langem in der Behandlung von epileptischen Anfällen bekannt und bewährt ist. Es stabilisiert übererregte Nervenzellmembranen, hemmt wiederholte neuronale Entladungen und vermindert die synaptische Erregungsbereitung, also die Weiterleitung einer Erregung von Nervenzelle zu Nervenzelle. Es unterdrückt die epileptische Aktivität, die ihren Ursprung im limbischen System hat, am erfolgreichsten: Bei den *psychomotorischen epileptischen Anfällen* ist Carbamazepin Mittel der ersten Wahl.

In den letzten Jahren kamen *weitere Einsatzgebiete* hinzu. Hier sind zu nennen:

- chronische Schmerzzustände wie z. B. die Trigeminusneuralgie,
- die *Delirbehandlung* und auch
- die *prophylaktische* (= vorbeugende) *Behandlung bei affektiven Psychosen*, wobei das Carbamazepin hier das Lithium schon weit verdrängt oder in Kombination mit Lithium gegeben wird.

Es erhöht die Aggressionsschwelle und wird deswegen gern bei aggressiven, zumeist minderbegabten Patienten eingesetzt, die andere Medikamente nur schlecht vertragen.

Erst seit Anfang der 70er Jahre wird Carbamazepin bei den affektiven Psychosen eingesetzt, es wirkt *antimanisch* und *rückfall-vorbeugend*. Es soll insbesondere bei den affektiven Psychosen mit raschem Phasenwechsel („rapid cycler") gut wirken.

Von der chemischen Struktur her ähnelt das Carbamazepin als trizyklische Substanz dem Imipramin (dem altbekannten *Tofranil*) als Antidepressivum.

Die genaue Wirkung des Carbamazepins auf das Zentralnerven-system ist noch **unklar**. Annahmen über die Wirksamkeit dürften Nichtbiologen auch nach dieser einführenden Erklärung nur wenig klarer werden:

Eine Noradrenalin Re-Uptake-Hemmung, eine indirekte Aktivierung der γ-Aminobuttersäure und dadurch eine Förderung der GABAergen Mechanis-men durch einen verminderten GABA-turn-over, eine Stabilisierung des limbischen Systems mit einem Anti-Kindling-Phänomen und eine Membran-stabilisierung durch eine Permeabilitätsminderung für Kalziumionen.

Ähnlich wie beim Lithium erfolgt die Dosierung unter Kontrolle der Serumspiegel, der in etwa so hoch liegen sollte wie bei einer antiepileptischen Einstellung. In der Akutbehandlung geben wir zwischen 400 und 1600 mg, was einem Serumspiegel zwischen 8 und 12 µg/dl entspricht.

Es gibt auch Versuche, Carbamazepin bei der *akuten* Manie einzusetzen, was sicherlich dort seine Grenzen hat, wo wir es mit einem „expansiven" Maniker zu tun haben, der die ganze Station durcheinanderwirbelt. Vielleicht werden wir es hier zukünftig mit anderen, besseren Erfahrungen zu tun haben, denn manche For-scher meinen, daß das Carbamazepin den Neuroleptika durchaus ebenbürtig ist bei deutlich weniger Nebenwirkungen.

Die Vorteile des Carbamazepins sind die geringere Sedierung, die im Vergleich zu den Neuroleptika geringere Nebenwirkungsra-te, v. a. in der Langzeitmedikation. Die Tagesdosis liegt zwischen 600 und 1200 mg, wobei *hier* zunächst einschleichend dosiert werden sollte (das könnte zu Verwirrungen führen, denn in der Delirbehandlung sah es ja anders aus). Mittlerweile gibt es auch retardierte Formen, die nur noch einmal, zumeist abends, genommen werden müssen.

Neue Einsatzgebiete für Lithium

Lithium ist von seiner chemischen Struktur her ein *Metall* aus der Gruppe der Alkalimetalle, ähnlich wie Natrium und Kalium. Lithium läßt sich auch ohne Medikation in Spuren im menschlichen Körper nachweisen.

Es soll schon vorgekommen sein, daß bei vollkommen Gesunden der Lithiumspiegel versehentlich mitbestimmt wurde und dann wegen der sehr niedrigen, aber natürlich normalen Konzentration ganz rasch eine medikamentöse Einstellung im Sinne einer vollkommen falsch verstandenen Laborkosmetik erfolgte.

1843 wurde über die Behandlung von Blasensteinen mit Lithiumsalzen berichtet. Die Theorie hierzu wurde dann später ausgeweitet auf die Behandlung von Rheumatismus, Kopfschmerzen und Epilepsie.

1886 berichtete der dänische Pathologe **Lange** von der Behandlung Depressiver mit Lithium; er hatte die Vorstellung, daß es sich bei der Depression um eine Stoffwechselstörung, eine Art „Kopfgicht", die dann auch so genannt wurde, handelte; infolgedessen behandelte er über Jahre mit täglichen Gaben Lithiumkarbonat in Pulverform (eine aus heutiger Sicht geradezu revolutionäre Behandlungsform).

Die Erklärung des Wirkmechanismus wurde von den damaligen Psychiatern berechtigterweise nicht akzeptiert, die praktische Anwendung, die sich im nachhinein als richtig erweisen sollte, fand somit keine Verbreitung.

Erst 1949 erfolgte die Wiedereinführung des Lithiums in die Medizin durch den australischen Psychiater **Cade**, der nachweisen konnte, daß Lithium bei manischen Zuständen gut wirksam ist. Tödliche Zwischenfälle jedoch unterbrachen die Anwendung, bis **Schou** das Lithium in den 60er Jahren wieder einführte, jetzt auch zur Rezidivprophylaxe bei affektiven Psychosen und bei der Behandlung von Depressionen.

Indikationen

Das Lithium wird heute überwiegend eingesetzt zur *Rezidivprophylaxe* der Zyklothymien (= affektive Psychosen) und der endogenen Depression. Die Behandlung ist schwierig und erfordert eine gute Mitarbeit der Patienten. Ein Drittel der damit Behandelten spricht trotz korrekter Durchführung nicht auf die Therapie an; bei weiteren 20% muß die Behandlung abgebrochen werden, weil die Nebenwirkungen zu stark sind.

Ob Lithium wirklich hilft, die verschiedenen Phasen der Zyklothymie zu verhindern, ist erst nach einem längeren Zeitraum von etwa einem Jahr endgültig zu beurteilen. Man sollte sich also hüten, das Lithium wegen angeblich fehlender Wirksamkeit zu schnell abzusetzen.

Das Lithium hat eine schmale therapeutische Breite ähnlich wie die Herzglykoside. Der Blutspiegel muß genau kontrolliert werden und sollte bei der *Rezidivprophylaxe* zwischen 0,6 und 0,8 mmol/l liegen. Bei Blutentnahmen müssen wir darauf achten, daß die Intervalle (Zeit zwischen letzter Einnahme und Blutentnahme) immer genau sind und möglichst *genau* 12 h umfassen, damit es nicht zu Verfälschungen kommen kann und die Spiegel vergleichbar sind.

Wir müssen auch darauf achten, daß Kochsalzmangel, der z. B. durch bestimmte Diuretika wie Thiazide oder Furosemid (*Lasix*) entstehen kann, die Lithium-Ausscheidung durch die Nieren *vermindert* und es dadurch zu einer Lithium-*Intoxikation* kommen kann. Dies ist auch der Fall bei kochsalzarmer Diät zur Gewichtsreduktion oder zur Hypertoniebehandlung.

Vor der Einstellung auf Lithium müssen wir folgendes überprüfen:
- die Nierenfunktion (Kreatinin), da Lithium über die Nieren ausgeschieden wird;
- die Schilddrüsenhormone,
- den Halsumfang, weil Lithium zu einer Struma über eine Hemmung der Thyroxinfreisetzung führen kann,
- das EKG,
- das Blutbild und
- das Körpergewicht.

> Unerwünschte Wirkungen sind ein starkes ***Durstgefühl*** (Vorsicht also bei süßen Säften und somit Gewichtszunahme), feinschlägiger Tremor, Diarrhöen, Struma, Ödeme und Herzrhythmusstörungen (selten).

Präparate

Die verschiedenen Präparate (Tabelle 6) unterscheiden sich dadurch, welches Salz in der Lilthiumverbindung vorkommt.

Tabelle 6. Lithiumverbindungen (Arzneistoffe) und die dazugehörigen Präparate

Arzneistoff (INN)	Präparat
Lithiumazetat	*Quilonum,*
Lithiumaspartat	*Lithiumaspartat,*
Lithiumkarbonat	*Hypnorex, Quilonum ret.*
Lithiumsulfat	*Lithium duriles*

Anhang

Psychiatrische Notfälle

Ein psychiatrischer Notfall wird folgendermaßen beschrieben:

> Es liegt eine akute, schwerwiegende Störung des Denkens, der Stimmung, des Verhaltens oder sozialen Beziehungen vor, und entweder vom Patienten selbst, von dessen Familie oder von der Gesellschaft wird eine sofortige Intervention als notwendig erachtet.

Damit ist mehrerlei gesagt:

- Es muß sich um eine akute *und* schwerwiegende Störung handeln.
- Diese Störung kann alle Formen dessen betreffen, was wir das seelische Leben und Erleben nennen.
- Ein Eingreifen kann auch gegen den Willen des Betroffenen veranlaßt werden; also die Familie oder die Gesellschaft können dies verlangen.

Was also *nicht* genügt, ist durch *dauernde* Persönlichkeitsstörung wie z. B. grantelndes Alleinsein, Neid oder Klatschsucht, aber auch „sportliches" Autofahren, langsame Selbstzerstörung durch Nikotin oder Alkohol (unsere gesellschaftsfähigen Drogen) oder – sehr häufig – das Nichtbeachten von ärztlichen Ratschlägen, auch wenn dies der eigenen Gesundheit schadet – *es sei denn*, das eigene Leben, die eigene Gesundheit oder die Unversehrtheit anderer sind durch dieses Tun *akut* und *direkt* gefährdet.

Es ist also sehr schwierig, genau zu bestimmen, ab wann eine Verhaltensauffälligkeit als psychiatrischer Notfall zu werten ist.

Zumeist kann man sich aber sehr gut zurechtfinden, wenn man folgende 5 *Notfallsituationen* unterscheidet:

- Erregungszustände,
- Zustände der Reglosigkeit
- Zustände der Verworrenheit
- Verzweiflung/Selbsttörung,
- Bewußtseinsveränderungen.

Anhand dieser 5 Situationen lassen sich psychiatrische Notfälle doch recht gut von „normalen" Behandlungsfällen unterscheiden.

In einem Notfall gilt es immer zuerst, Leben und Gesundheit zu sichern, bis spezielle Hilfe anlaufen kann. In einem psychiatrischen Notfall nun haben wir 2 sehr wirkungsvolle Notfallhilfen zur Verfügung:

- Medikamente und
- das Wort, die menschliche Zuwendung.

Im Grunde genommen sind damit fast alle Notfälle zu behandeln, wobei die menschliche Zuwendung natürlich in jedem Fall Vorrang hat. Erst wenn auf diese Weise nichts mehr erreicht werden kann, sollten Medikamente folgen.

Wir wollen diese Überlegungen kurz an den 5 Notfallsituationen darstellen.

Erregungszustände

Jeder hat zumindest von einem gehört, der in sinnloser, blinder, das soll hier heißen: zerstörerischer Wut seine Wohnungseinrichtung zertrümmert oder sich und andere verletzt hat. Wenn hier kein Kontakt durch Ansprache mehr möglich ist, so muß unverzüglich medikamentös eingegriffen werden, wenn nötig auch *zwangsweise*. Durch Verletzungen ist oft auch noch ein chirurgisches Vorgehen notwendig, das allerdings erst nach Sedierung und Ruhigstellung des Patienten eingeleitet werden kann.

In erster Linie kommen hier *Neuroleptika* zum Einsatz, am besten die sog. Phenothiazine mit aliphatischer Seitenkette, die am stärksten sedieren (wie z. B. Triflupromazin = *Psyquil*) oder bei stärkerer Angst auch Diazepam (*Valium*), jeweils 5–10 mg i.m. oder i.v. Stark alkoholisierte Patienten sollten mit Haloperidol (*Haldol*) behandelt werden, das nicht so stark zentral atemdepressiv wirkt. Im Gegensatz zu allen anderen Notfällen kann im psychiatrischen Noteinsatz das Medikament auch intramuskulär gegeben werden, da sich die Kreislaufverhältnisse meist nicht sonderlich verändern. Außerdem ist es auch nicht sehr einfach, einem tobenden Patienten das Mediakment intravenös zu geben, auch wenn einige gut gebaute und trainierte Helfer versuchen, einen Arm ruhigzuhalten.

Zustände der Reglosigkeit

Dies ist das genaue Gegenteil der vorher geschilderten Situation. Wenn eben eine mögliche Ursache im Mißbrauch von Alkohol oder eine persönliche Auseinandersetzung gewesen sein könnte, so kann es bei Zuständen der Reglosigkeit entweder eine schizophrene Störung sein (Katatonie = „Spannungsirresein") oder aber eine Überdosierung von Neuroleptika, die ja als Nebenwirkung psychomotorische Hemmungen aufweisen. Da dies am Notfallort nie ganz genau abzuklären sein wird, empfiehlt sich das Legen einer Braunüle und die Infusion von Ringer-Lösung o. ä. Ausgeschlossen werden müssen natürlich internistische Erkrankungen wie entgleister Diabetes mellitus (BZ-Stix!), Apoplexie und andere Durchblutungsstörungen. Im Krankenhaus kann dann eine genaue Abklärung erfolgen, hiervon hängt ja die weitere Behandlung ab.

Wiederholen möchten wir hier den Hinweis, daß Neuroleptika zu diesem Krankheitsbild führen können. Es gibt auch noch eine prognostisch nicht sehr gute Erkrankung, das *maligne neuroleptische Syndrom*, das zwar extrem selten auftritt, dann aber zu 20% (!) tödlich endet. Es äußert sich auch mit Reglosigkeit, aber auch mit deutlicher Temperaturerhöhung. Mittel der Wahl ist in diesem Falle Dantrolen.

Nur teilweise Reglosigkeiten wie Zungen-Schlund-Krämpfe, die gelegentlich nach der Gabe von Neuroleptika auftreten, lassen sich in Minutenschnelle durch die Gabe von Biperiden (*Akineton*) i.v. recht eindrucksvoll beheben.

Zustände der Verworrenheit

Verwirrte und verworrene Patienten kennt jeder, auch solche, die in diesem Zustand aggressiv werden. Diese Aggressivität ist aber fast immer nur die Abwehr von Angst: Jemand merkt, daß er sich langsam nicht mehr zurechtfindet, dadurch bekommt er Angst und bedroht auch denjenigen, der mit besten Absichten helfen will. Dies muß man wissen, um nicht gleichfalls aggressiv zu reagieren.

Über die Entstehungsweise der Verwirrtheit haben wir kurz zum Abschluß des Neuroleptika-Kapitels gesprochen. Den dort angeführten Kreislauf (s. S. 186) müssen wir brechen, um die Verwirrtheit zu beheben. Oft reicht schon ruhiges, die Spannung nehmendes Zureden, vielleicht im Zusammenhang mit einem Schluck eines warmen Getränks. (Von diesem Hausmittel sind wir sehr angetan: Die Wärme dämpft die Erregung; gleichzeitig ist der Patient mit einer vertrauten Handlung beschäftigt; zudem wird durch das Getränk das Herzminutenvolumen positiv beeinflußt, das Hirn also vermehrt durchblutet. Pech hat man besonders mit paranoiden Patienten, die annehmen, man wolle sie mit dem Getränk beigemischtem Gift umbringen. Da kann man mit seinem Getränk ganz alleine bleiben.)

Reicht dies alles nicht, dann muß sorgfältig die Injektion eines Neuroleptikums überlegt werden, zumeist Haloperidol oder auch Triflupromazin, in Frage kommen aber auch Thioxanthene wie Chlorprothixen (*Truxal* oder *Taractan*).

Eine andere Form der Verwirrtheit ist die ***exogene Psychose*** des Deliriums, egal welcher Ursache (Alkohol- oder Drogenentzugsdelir, Fieber-Delir, Hunger-Delir usw.). Hauptkennzeichen sind Desorientiertheit, Tremor, Halluzinationen (haptische Halluzinationen: die berühmten weißen Mäuse des Alkoholikers, die aber meist kriechendes Gewürm und Spinnen sind; optische Halluzinationen: Fata morgana) und Angst. Hier hilft am besten Haloperidol, bei guter (intensivmedizinischer) Überwachung aber auch Clomethiazol (*Distraneurin*).

Verzweiflung/Selbsttötung

Diese Fälle stellen sich sehr verschieden dar: Ganz spektakulär sind die Suizidpatienten, die telegen auf einem Balkonsims stehen und mit einem Sprung in die Tiefe dem sensationsgeilen Zuschauer einen gruseligen Schauer des Mitleids den Rücken hinunter hervorkitzeln. Meist verlaufen sehr schwere Depressionen aber einsam und allein ab: im eigenen Zimmer mit einer Überdosis Schlaftabletten, häufig im Wald mit Erhängen oder in der geschlossenen Garage mit laufendem Automotor.

In keinem anderen Fall in der Medizin ist geduldiges, Wärme und Menschlichkeit ausstrahlendes Zuhörenkönnen so wichtig wie hier.

Sollte die Handlung, die zum Suizid führen soll, bereits ausgeführt sein, so sind hier die üblichen Maßnahmen der Notfallmedizin wichtig: Kreislaufstabilisierung, evtl. Wundversorgung. Wichtig ist es auch hier, nicht fast wie im Reflex zur Spritze zu greifen, sondern auch in einer solchen katastrophalen Situation die Menschlichkeit im Umgang miteinander hervorzuheben. Sollte jemand gerettet werden, so sind Äußerungen wie „Da hätt'st Du aber reichlich mehr von nehmen müssen, Mädel" *arrogant* und *gefährlich*: Ganz abgesehen davon, daß Rettungsassistenten und Ärzte nicht dazu da sind, Dosierungshinweise für erfolgreiche Selbsttötungen zu geben, nimmt das „Mädel" beim nächsten Mal vielleicht wirklich mehr – oder nimmt die angebotene Hilfe zur Behebung ihrer Situation nicht an. Solche Äußerungen drücken aus, wie hilflos viele vor einer solchen Situation stehen.

Bewußtseinsveränderungen

Bei allen Bewußtseinsveränderungen, zumal wenn sie akut oder gar perakut (= urplötzlich) auftreten, ist höchste Eile zur *exakten* diagnostischen Abklärung geboten. Nach Möglichkeit sollte eine stationäre Einweisung *ohne* die Gabe von Psychopharmaka erfolgen. Gelingt dies aus Gründen, die zumeist im Patienten liegen (delirante Unruhe, ängstliche Aggression), *nicht*, so kann ein Neuroleptikum wie Haloperidol (*Haldol*) gegeben werden, anfangs möglichst niedrig dosiert. Eventuell kann auch Diazepam (*Valium*)

Tabelle 7. Medikamente, die in den 5 Notfallsituationen einzusetzen sind.

Notfallsituation	Notfallmedikament
Erregungszustände	1. *Psyquil* 2. *Valium*
Zustände der Reglosigkeit	1. Kristalloide Infusionen 2. *Akineton*
Zustände der Verworrenheit	1. *Haldol, Truxal* 2. *Distraneurin*
Verzweiflung/Selbsttötung	1. Kein Medikament 2. Infusion zur Kreislaufstabilisierung
Bewußtseinsveränderungen	1. Kein Medikament 2. *Haldol*

gegeben werden, was noch den Vorteil einer Muskelrelaxation hat. In erster Linie ist es wichtig, die Vitalfunktionen wie Kreislauf und Atmung aufrechtzuerhalten.

Eine übersichtliche Zusammenstellung der Notfälle zeigt Tabelle 7. Betonen möchten wir aber besonders, daß – obwohl in der Tabelle nicht extra erwähnt – immer das ***menschliche Gepräch, das Einfühlen***, Notfallhilfsmittel Nr. 1 ist.

Literatur

Dieses Literaturverzeichnis soll nicht die Leselust und -leistung der Autoren belegen, sondern es soll einen Anreiz bieten, hoffentlich gewecktes Interesse zu vertiefen. Deshalb wurden auch nur im allgemeinen leicht zugängliche Bücher aufgeführt, dagegen aus grundsätzlichen Erwägungen weder fremdsprachige Literatur noch Zeitschriftenartikel. Ganz besonders möchten wir auf das Buch von O. K. Linde verweisen, das uns ein schöner Begleiter und Anreger war.

Ackerknecht E (1967) Kurze Geschichte der Psychiatrie, 2. Aufl. Enke, Stuttgart

Ackerknecht E (1986) Geschichte der Medizin, 5. Aufl. Enke, Stuttgart

Anstadt S (1989) Alle meine Freunde sind verrückt. Aus dem Leben eines Schizophrenen Jungen. Piper, Stuttgart

Arns W, Jochheim KA, Remschmidt H (1988) Neurologie und Psychiatrie für Krankenpflegeberufe, 5. Aufl. Thieme, Stuttgart

Axline J (1989) Dibs. Bastei Lübbe, Bergisch-Gladbach

Benedetti G: Der psychisch Leidende und seine Welt. Fischer Taschenbücher ›Geist und Psyche‹, Bd 42136

Benkert O, Hippius H (1986) Psychiatrische Pharmakotherapie, 4. Aufl. Springer, Berlin Heidelberg New York

Bielstein D: Von verrückten Frauen, Fischer Taschenbücher, Bd 10261

Bleuler E (1975) Lehrbuch der Psychiatrie, 13. Aufl. Springe, Berlin Heidelberg New York

Bleuler E (1976) Das autistisch-undisziplinierte Denken in der Medizin und seine Überwindung, 4. Nachdr. der 5. Aufl. Springer, Berlin Heidelberg New York

Bleuler E (1911) Dementia praecox oder Gruppe der Schizophrenien. Deuticke, Leipzig. (Nachdruck 1988: edition diskord, Tübingen)

Bochnik H-J, Gärtner-Huth C, Richtberg W (1986) Psychiatrie lernen. Perimed, Erlangen

Bochnik H-J, Gärtner-Huth C, Richtberg W (1986) Schwierige Ärzte – schwierige Patienten. Deutscher Ärzte Verlag, Köln

Bock T, Weigand H (Hrsg) (1991) Handwerksbuch Psychiatrie. Psychiatrie Verlag, Bonn

Bojanowski J, Stubbe H (1982) Der depressive Mensch. Enke, Stuttgart

Borchard U, Haring C (1987) Nutzen und Gefahren der Therapie mit Benzodiazepinen. Steinkopf, Darmstadt

Burchard JM (1988) Therapiefähigkeit durch psychopharmakologische Behandlung. MWP, München

Burisch M (1989) Das Burnout-Syndrom. Springer, Berlin Heidelberg New York Tokyo

Burton R: Anatomie der Melancholie. Stuttgart (dtv klassik), dtv Bd 2281

Ciompi L (1982) Affektlogik. Klett-Cotta, Stuttgart

Conrad K (1987) Die beginnende Schizophrenie, 5. Aufl. Thieme, Stuttgart

Coper Z, Rommelspacher H (1987) Benzodiazepine. Urban & Schwarzenberg, München

Delank HW, Schejbal P, Kutzner M (1988) Neurologische Therapie. Enke, Stuttgart

Demuth W (1987) Der schizophrene Mensch. Enke, Stuttgart

Duncker H, Kulhanek F (1987) Syndromatik der Psychosen und Neurosen, 3. Aufl. Schwarzeck, München

Eccles JC: Das Rätsel Mensch. Serie Piper 976

Eccles JC: Die Psyche des Menschen. Serie Piper 1023

Esser G, Schmidt M (1987) Minimale cerebrale Dysfunktion – Leerformel oder Syndrom? Enke, Stuttgart

Faust V (1988) Antidepressiva und Lithium in der Praxis. Hippokrates, Stuttgart

Fintelmann V (1987) Intuitive Medizin. Hippokrates, Stuttgart

Finzen A (1980) Medikamentenbehandlung bei psychischen Störungen. Psychiatrie-Verlag, Bonn

Finzen A (1990) Sollen Neuroleptika verboten werden? Psychosoziale Rundschau 55:24–29

Flach FF: Depressionen als Lebenschance. rororo 7168

Flügel KA (Hrsg) (1987) Neurologische und psychiatrische Therapie, 2. Aufl. Perimed, Erlangen

Freedmann AM, Kaplan HI, Saddock BJ, Peters UH (Hrsg) (1984ff.) Psychiatrie in Praxis und Klinik. Thieme, Stuttgart

Friedberg KD, Rufer R (1986) Benzodiazepine. Urban & Schwarzenberg, München

Fromm E (1981) Jenseits der Illusionen. Die Bedeutung von Marx und Freud. In: Gesamtausgabe Bd 9. DVA, Stuttgart

Geissler L (1987) Arzt und Patient – Begegnung im Gespräch. Pharma-Verl, Frankfurt

Green H: Ich hab dir nie einen Rosengarten versprochen. rororo 4155

Gruhle HW (1956) Verstehende Psychologie. Thieme, Stuttgart

Haase H-J (1976) Depressionen. Schattauer, Stuttgart

Haase H-J (1977) Therapie mit Psychopharmaka, 4. Aufl. Schattauer, Stuttgart

Haase H-J (1984) Die unter sich selbst leiden. Perimed, Erlangen

Haase H-J (1984) Die depressive Erkrankung. Perimed, Erlangen

Haeberle E-J (1985) Die Sexualität des Menschen, 2. Aufl. de Gruyter, Berlin

Haring C (1989) Psychiatrie. Enke, Stuttgart

Heimann H (Hrsg) (1990) Anhedonie – Verlust der Lebensfreude. Fischer, Stuttgart

Hell D, Gestfeld M (1988) Schizophrenien – Orientierungshilfen für Betroffene. Springer, Berlin Heidelberg New York Tokyo

Hertoft P (1989) Klinische Sexologie. Deutscher Ärzte Verlag, Köln

Hinterhuber H, Schubert H, Kulhanek F (1986) Seiteneffekte und Störwirkungen der Psychopharmaka. Schattauer, Stuttgart

Hinterhuber H, Kulhanek F, Fleischhacker W (Hrsg) (1990) Kombination therapeutischer Strategien bei schizophrenen Erkrankungen. Vieweg, Braunschweig Wiesbaden

Hippius H, Ackenheil M, Engel RR (Hrsg) (1988) Angst – Leitsymptom psychiatrischer Erkrankungen. Springer, Berlin Heidelberg

Hoffmann SO (1986) Psychoneurosen und Charakterneurosen. In: Kisker KP, Lauter H, Meyer JE et al. (Hrsg) Psychiatrie der Gegenwart, 3. völlig neu gestaltete Aufl.: Band 1, S 36ff.

Hopf HC, Poeck K, Schliack H (Hrsg) (1985ff.) Neurologie in Praxis und Klinik. Thieme, Stuttgart

Hornbostel H, Kaufmann W, Siegenthaler W (Hrsg) (1991ff) Innere Medizin in Praxis und Klinik, 4. Aufl. Thieme, Stuttgart

Hyman SE (1988) Manual der psychiatrischen Notfälle. Enke, Stuttgart

Janzarik W (1988) Strukturdynamische Grundlagen der Psychiatrie. Enke, Stuttgart

Janzarik W (1985) Psychopathologie und Praxis. Enke, Stuttgart

Kaplan HS (1981) Hemmungen der Lust. Enke, Stuttgart

Kaplan HS (1985) Sexualtherapie. Enke, Stuttgart

Kaplan HS (1988) Sexualversionen. Enke, Stuttgart

Kisker KP, Lauter H, Meyer JE et al. (Hrsg) (1986–1989) Psychiatrie der Gegenwart, 3. Aufl. Springer, Berlin Heidelberg New York Tokyo

Klages W (1978) Der sensible Mensch. Enke, Stuttgart

Koch-Hillebrecht M (1989) Jeder ist anders. Huber, Bern (2. Aufl von „Kleine Persönlichkeitspsychologie". Verlag für angewandte Psychologie, Stuttgart, 1982)

Kolle K (1967) Psychiatrie, 6. Aufl. Thieme, Stuttgart

Kolle K (1970) Große Nervenärzte, 2. Aufl. Thieme, Stuttgart

Kretz FJ, Kretz A, Schroedl P (1988) Medikamentöse Therapie. Arzneimittellehre für Krankenpflegeberufe, 3. Aufl. Thieme, Stuttgart

Krypsin-Exner K, Hinterhuber H, Schubert H (1982) Ergebnisse der psychiatrischen Therapieforschung. Schattauer, Stuttgart

Kuemmerle HP, Goossens N (1984) Klinik und Therapie der Nebenwirkungen, 3. Aufl. Thieme, Stuttgart

Kuiper J (1990) Seelenfinsternis. Fischer, Frankfurt am Main

Lang H (1990) Wirkfaktoren der Psychotherapie. Springer, Berlin Heidelberg

Langer D, Hartmann U (1992) Psychosomatik der Impotenz. Enke, Stuttgart

Laux G (1989) Tranquilizer. Hippokrates, Stuttgart

Leonhard K (1986) Aufteilung der endogenen Psychosen und ihre differenzierte Ätiologie, 6. Aufl. Akademie-Verlag, Berlin

Linde OK (Hrsg) (1988) Pharmakopsychiatrie im Wandel der Zeiten. Tilia, Klingenmünster

Matussek H, Hippius H (1984) Tabulae psychiatricae et psychopharmacologicae. Aesopus, Basel

McHugh PR, Slavney PR (1986) Psychiatrische Perspektiven. Springer, Berlin Heidelberg New York

Meyer W, Wydler G: Anja – Abenteuer einer Kindertherapie. Fischer Taschenbücher ›Geist und Psyche‹, Bd 42283

Michel K (1989) Psychiatrie für Krankenpflegeberufe. Enke, Stuttgart

Möller H-J, Stoll K-D, Kissling W, Wendt G (1989) Psychopharmakatherapie. Kohlhammer, Stuttgart

Müller-Oerlinghausen B, Haas S, Stoll K-D (1989) Carbamazepin in der Psychiatrie. Thieme, Stuttgart

Mutschler E (1991) Arzneimittelwirkungen, 6. Aufl. Wissenschaftliche Verlagsgesellschaft, Stuttgart

Oberdisse E (1986) Allgemeine und spezielle Pharmakologie und Toxikologie, Band 2. Springer, Berlin Heidelberg

Payk TR (1982) Therapie psychischer Erkrankungen. Hippokrates, Stuttgart

Payk TR (1992) Checkliste Psychiatrie, 2. Aufl. Thieme, Stuttgart

Payk TR (1990) Psychiatrische Therapie. Schattauer, Stuttgart

Payk TR, Langenbach M (1986) Elemente psychopathologischer Diagnostik. Enke, Stuttgart

Payk TR, Trenckmann U (1987) Psychopathologie in der klinischen Psychiatrie. Schattauer, Stuttgart

Payk TR, Tullius R (1986) Verhaltenstherapeutische Konzepte zur Depressionsbehandlung. Perimed, Erlangen

Peters UH (1990) Wörterbuch der Psychiatrie und medizinischen Psychologie, 4. Aufl. Urban & Schwarzenberg, München

Pichot P, Möller H-J (1987) Neuroleptika. Rückschau 1952–1986. Springer, Berlin Heidelberg

Rachman S (1975) Angst. Urban & Schwarzenberg, München

Redlich FX, Freedman DX (1976) Theorie und Praxis der Psychiatrie. Suhrkamp, Frankfurt

Riemann F (1987) Grundformen der Angst, 15. Aufl. Reinhardt, München

Scheff TJ: Das Etikett „Geisteskrankheit". Fischer Taschenbücher 6719

Schmeling-Kludas C (1988) Die Arzt-Patienten-Beziehung im Stationsalltag. VCH edition medizin, Weinheim

Schmidt RF, Thews G (1987) Physiologie des Menschen, 23. Aufl. Springer, Berlin Heidelberg

Schneider K (1976) Klinische Psychopathologie, 11. Aufl. Thieme, Stuttgart

Schüttler R (1987) Psychiatrische Vorlesungen. Zuckschwerdt, München

Sigusch V (1980) Therapie sexueller Störungen, 2. Aufl. Thieme, Stuttgart

Simon FB (1990) Meine Psychose, mein Fahrrad und ich. Auer, Heidelberg

Sulz SK (1987) Psychotherapie in der klinischen Psychiatrie. Thieme, Stuttgart

Tölle R (1989) Psychiatrie, 8. Aufl. Springer, Berlin Heidelberg New York Tokyo

Uexküll T von (1990) Psychosomatische Medizin, 4. Aufl. Urban & Schwarzenberg, München

Uexküll T von (1992) Integrierte psychosomatische Medizin in Klinik und Praxis. Schattauer, Stuttgart

Uexküll T von, Wesiack W (1988) Theorie der Humanmedizin. Urban & Schwarzenberg, München

Weitbrecht H-J (1973) Psychiatrie im Grundriß, 3. Aufl. Springer, Berlin Heidelberg

v. Weizsächer V (1986ff.) Gesammelte Schriften in zehn Bänden. Suhrkamp, Frankfurt

Wesiack W (1992) Mut zur Angst. Tries: Thieme-Enke-Hippokrates, Stuttgart

Namenverzeichnis

Sachverzeichnis